Management of Heart Failure

# 心腎連関を深め
# 体液管理を極める

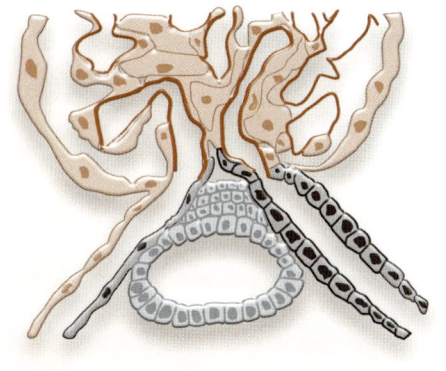

編集 ● 猪又孝元
北里大学

監　修 ● 松﨑益德
責任編集 ● 伊藤　浩
　　　　　筒井裕之

文光堂

## ●執筆者一覧(執筆順)

| 安村　良男 | 大阪警察病院循環器内科 |
| 石原　嗣郎 | 日本医科大学武蔵小杉病院循環器内科 |
| 廣谷　信一 | 兵庫医科大学内科学循環器内科 |
| 河原　克雅 | 北里大学医学部生理学 |
| 下浜　孝郎 | 北里大学医学部循環器内科学 |
| 森　建文 | 東北大学大学院医学系研究科腎・高血圧・内分泌学分野 |
| 伊藤　貞嘉 | 東北大学大学院医学系研究科腎・高血圧・内分泌学分野 |
| 茂庭　仁人 | 札幌医科大学医学部循環器・腎臓・代謝内分泌内科学講座 |
| 吉田　英昭 | 札幌医科大学医学部循環器・腎臓・代謝内分泌内科学講座 |
| 西山　成 | 香川大学医学部薬理学 |
| 遠藤修一郎 | 京都大学大学院医学研究科腎臓内科学 |
| 柳田　素子 | 京都大学大学院医学研究科腎臓内科学 |
| 猪阪　善隆 | 大阪大学大学院医学系研究科腎臓内科学 |
| 林　宏樹 | 藤田保健衛生大学医学部腎内科学 |
| 湯澤由紀夫 | 藤田保健衛生大学医学部腎内科学 |
| 柏原　直樹 | 川崎医科大学腎臓・高血圧内科 |
| 藤本　壮八 | 川崎医科大学腎臓・高血圧内科 |
| 酒巻　裕一 | 新潟大学大学院医歯学総合研究科腎医学医療センター(腎膠原病内科学分野) |
| 風間順一郎 | 新潟大学医歯学総合病院腎・膠原病内科・血液浄化療法部 |
| 常喜　信彦 | 東邦大学医療センター大橋病院腎臓内科 |
| 土井　研人 | 東京大学医学部附属病院救急部・集中治療部 |
| 向山　政志 | 熊本大学大学院生命科学研究部腎臓内科学分野 |
| 小林沙和子 | 聖路加国際病院腎臓内科 |
| 長浜　正彦 | 聖路加国際病院腎臓内科 |
| 菱田　明 | 焼津市立総合病院腎臓内科 |
| 佐藤　太一 | 浜松医科大学第一内科 |
| 安田日出夫 | 浜松医科大学第一内科 |
| 冨永　直人 | 聖マリアンナ医科大学腎臓・高血圧内科,ジョージタウン大学医療センター |
| 柴垣　有吾 | 聖マリアンナ医科大学腎臓・高血圧内科 |
| 佐藤　直樹 | 日本医科大学武蔵小杉病院循環器内科 |
| 桑原宏一郎 | 京都大学大学院医学研究科循環器内科 |
| 木村　剛 | 京都大学大学院医学研究科循環器内科 |
| 池上　直慶 | 山口大学大学院医学系研究科器官病態内科学 |
| 矢野　雅文 | 山口大学大学院医学系研究科器官病態内科学 |
| 永田　高信 | 名古屋大学大学院医学系研究科病態内科学講座腎臓内科学 |
| 安田　宜成 | 名古屋大学大学院医学系研究科循環器・腎臓・糖尿病(CKD)先進診療システム学寄附講座 |
| 森　慶太 | 京都大学大学院医学研究科腎臓内科学 |
| 笠原　正登 | 奈良県立医科大学附属病院臨床研究センター |
| 神谷　仁孝 | 神谷内科整形外科 |
| 今村　輝彦 | 東京大学大学院医学系研究科重症心不全治療開発講座 |
| 笠岡　俊志 | 熊本大学医学部附属病院救急・総合診療部 |

# 序文

　心腎連関の重要性が叫ばれて久しい．慢性腎臓病における心血管病リスクから始まったこの概念も，急速に浸透していく過程で，現場の興味は次第に心不全での体液管理における腎の解釈へと移っている．「目に見えない治療」から「目に見える治療」へのシフトである．特に，救急・集中治療領域を含む循環器診療ベッドサイドでは腎への疑問が増える一方，明確な指針に乏しい現状で，担当医が右往左往する姿が日常的に，しかも，長い間繰り返されてきた．

　しかしながら，循環器医が本当に知りたい疑問を腎専門医に届け，知識を教示いただく，あるいは，共有する機会はほぼ皆無であった．事実，「循環器医のために」，主に「腎臓医により教示される」実践本はこれまでに見当たらない．ぜひとも，循環器医が主に心不全診療で行う体液管理に際し，「腎臓をどう理解すべきかを腎専門医に"具体的に"語っていただきたい」，その思いで企画したのが本書である．一方で，「そもそも謎に満ちた腎臓という臓器に，血行動態という見慣れない修飾要因が加わることで，さらに複雑に変化する腎臓を理解し直す」という別境地へ多くの腎専門医を巻き込みたい―そんな野望も秘めている．トップランナーからのアドバイスを通じ，多くの挑戦的なテーマに少しでも解決の道が広がるよう，新たな世界を臨床現場に導けることを切に願ってやまない．

2016年3月

北里大学　猪又孝元

# CONTENTS

## I 心不全に影響する体液の理解
### ―循環器医は体液をどうしたいのか？―

1 体液の「量」と心不全 ……………………………………… 安村良男　2
2 体液の「圧」と心不全 ……………………………………… 石原嗣郎　11
3 体液の「組成」と心不全 …………………………………… 廣谷信一　17

## II 腎臓の体液管理メカニズム
### ―心不全管理にどう関わるか―

1 腎臓の水電解質バランス機構 ……………………… 河原克雅・下浜孝郎　24
2 腎が体液調節を司る際の修飾因子―心不全時に着目して―
 a. 腎低灌流 ……………………………………… 森　建文・伊藤貞嘉　35
 b. 腎うっ血 ……………………………………… 茂庭仁人・吉田英昭　43
 c. 神経体液性因子 ………………………………………… 西山　成　48
 d. comorbidity ………………………………… 遠藤修一郎・柳田素子　52
 e. 併用薬物 …………………………………………………… 猪阪善隆　58

## III 病態
### ―CRS分類に基づく心腎連関の理解：臨床シナリオから考える―

1 CRS type 1 (acute cardiac dysfunction leading to acute kidney injury) ……………………………………… 林　宏樹・湯澤由紀夫　64
2 CRS type 2 (chronic heart failure leading to renal dysfunction) ………………………………………… 柏原直樹・藤本壮八　73
3 CRS type 3 (acute kidney injury leading to acute cardiac dysfunction) ……………………………………… 酒巻裕一・風間順一郎　79
4 CRS type 4 (chronic renal failure leading to cardiac dysfunction) ………………………………………………… 常喜信彦　86

## IV 体液管理に必要な腎機能・腎障害を何ではかるか
### ―具体的なメルクマールとは―

1. 心不全急性期管理での腎指標 ……………………………… 土井研人　94
2. 心不全慢性期管理での腎指標 ……………………………… 向山政志　99
3. 尿細管・集合管の機能 ………………………… 小林沙和子・長浜正彦　104
4. 腎血管・腎灌流 ………………………………………………… 伊藤貞嘉　111

## V 腎保護を理解する
### ―循環器医はどう腎臓を見守るべきか―

1. そもそも腎保護とは何か ……………………………………… 菱田　明　118
2. どこまで腎障害が許容できるか，待てば腎は再生するか
　　…………………………………………………… 佐藤太一・安田日出夫　125
3. 腎保護と心保護の優先権，管理におけるバランスシート
　　a. 腎臓専門医の立場から ……………………… 冨永直人・柴垣有吾　132
　　b. 心臓専門医の立場から …………………………………… 佐藤直樹　140

## VI 心腎連関を意識した心不全治療ツールの活用
### ―どう腎臓を意識するか―

1. 心不全基本治療薬
　　a. レニン・アンジオテンシン・アルドステロン系阻害薬
　　　　………………………………………………… 桑原宏一郎・木村　剛　146
　　b. β遮断薬 …………………………………… 池上直慶・矢野雅文　152
　　c. ナトリウム利尿薬 ………………………… 永田高信・安田宜成　156
2. カルペリチド ………………………………………… 森　慶太・笠原正登　164
3. ドパミン ………………………………………………………… 神谷仁孝　169
4. トルバプタン …………………………………………………… 今村輝彦　173
5. 透析・限外濾過 ………………………………………………… 笠岡俊志　177

索引 ……………………………………………………………………………… 183

# I

# 心不全に影響する体液の理解
―循環器医は体液をどうしたいのか？―

# I 心不全に影響する体液の理解－循環器医は体液をどうしたいのか？－

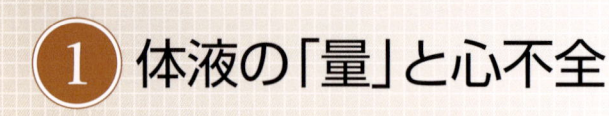

## 1 体液の「量」と心不全

**POINT**
1. うっ血は急性心不全の基本的な病態である．
2. うっ血には基本的には体液貯留を伴うが，vascular failure では体液の分布異常がうっ血の主な病態である．
3. 体液は特性の異なるいくつかのコンパートメントに分布する．
4. 各コンパートメントは細胞内，細胞外に，細胞外は間質と血管内に分けられる．
5. 血管内容量は血行動態に直接関与する stressed volume と関与しない unstressed volume に区別できる．

### ● はじめに

　急性心不全は組織低灌流を伴う場合と伴わない場合があるが，基本的な病態はうっ血である．うっ血とは呼吸困難感，湿性ラ音，浮腫などの心不全症状や徴候を伴う左室拡張末期圧 left ventricular end-diastolic pressure（LVEDP）の上昇であると定義される（clinical congestion）．程度の差こそあれ，右室拡張末期圧の上昇を伴うことが多い．LVEDPは上昇しているが臨床症状や徴候を伴わない場合は hemodynamic congestion と呼ばれる．大部分の急性心不全では入院時には代償期と比べて，体液が貯留している．この体液貯留には交感神経系やレニン・アンジオテンシン系などの亢進が関係しており，臨床的うっ血の出現や急性心不全発症に先行する．うっ血には通常，水と塩の貯留を伴っており，急性心不全の治療の主な目標は腎機能を悪化させずに過剰な血管内外の体液を取り除き，神経体液性因子の亢進を鎮静化させることであるといえる．どれほどの体液が過剰なのか，その定量化が困難なため，従来は定性的にうっ血の重症度から体液量を推定し，心不全治療として除水を行ってきた．

図1 水分が貯留する生体内のコンパートメント

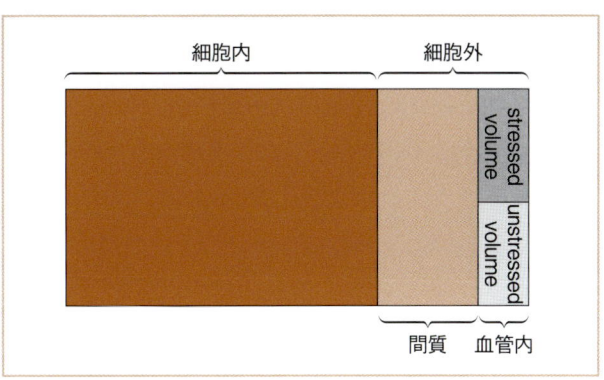

## 1 体内の水分の分布

　体内の水分のうち血行動態に直接関与するのは血管内の容量である．運動によって心拍出量を数倍に増やすためには，血管内容量はダイナミックに変化することが望まれる．生体は血管内容量を短時間で増やすために，通常は血管内容量の一部を使用し，残りは予備としている．すなわち，血管内容量は血行動態に直接関与する血管内容量（stressed volume）とリザーバーとして働く血管内容量（unstressed volume）の2つに分けられる．unstressed volume は肝臓，脾臓，腸管などを循環している血管内容量である．運動時にはunstressed volume から必要な血液がstressed volume に動員され，心拍出量の増加に寄与する．この動員には交感神経の α 作用が強く関係している[1]．運動の終了によって，今度は動員された血液が stressed volume からリザーバーである unstressed volume に返還される．すなわち，同じ体内水分量でも stressed volume は体位や運動によって増減する．

　心不全では総体内水分量は増加している．生体内の水分は固有の特性を持ったコンパートメントに分布する．すなわち，細胞内（intracellular water），細胞外，細胞外は間質と血管内に分けられる（図1）．病的な状態では胸水や腹水などサードスペースの水分量が増加する．細胞外液量 extracellular water（ECW）は基本的には浸透圧が極力一定になるよう

に（生理的食塩水の濃度），その量が制御されている．ECW は Starling の法則に従って，間質と血管内にその量が分配されている．ナトリウム利尿ペプチドは水や，溶質，分子量の大きな物質などの毛細血管透過性を亢進させ，血管内容量を間質にシフトさせる方向に働くことが示されている[2]．

## ❷ 心不全における体液貯留

　Anand らはうっ血の症状や徴候が明らかで無治療の8人のうっ血性心不全患者で総体内水分量 total body water（TBW），ECW，血漿量を調べている[3]．この研究ではラジオアイソトープを用いた標準的な方法で水分量の分布を測定している．その結果，TBW は体重当たり 87 m$l$，ECW は体重当たり 74 m$l$ それぞれ増加していた．これは，貯留した水分量の多くが ECW に収容されていることを示唆している．この研究では ECW は正常値よりも 33 %，血漿量は 34 % 増加しており，言い換えれば，ECW の増加は血管外と血管内で同程度増加していることを示している．また高齢心不全患者において希釈法を用いて体内水分量を測定した研究でも水分量の増加は主に ECW の増加であることが報告されている．生体インピーダンス法を用いた体内水分量の測定でも，うっ血を認める心不全患者において ECW の増加が報告されている．

　Miller らは26人の非代償性心不全患者においてアイソトープでラベルしたアルブミンの希釈法を用いて，総血液量，赤血球容積，血漿量を測定した[4]．血管内容量は正常対照群に比し，26人のうち24人で増加していた．総血液量は $+9.5 \sim +107$ %，赤血球容積は $-24 \sim +65$ % 減少/増量し，血漿量は $+13 \sim +128$ % 増量していた．Anand らの研究は無治療でうっ血が顕著な症例を対象としたのに対し，Miller らの研究はより一般的でかつ多彩な急性心不全患者を対象としていたものと考えられる．Miller らの研究では，総血液量や血漿量は入院時に増加を示してはいたが，その増加の程度は少量から多量まで幅広く分布していた．これは急性心不全の発症機序に異なる病態が存在することを示唆している．Rapaport らは中等度～重度のうっ血性心不全患者では unstressed volume である腸管の血液量が増加していることを報告している[5]．

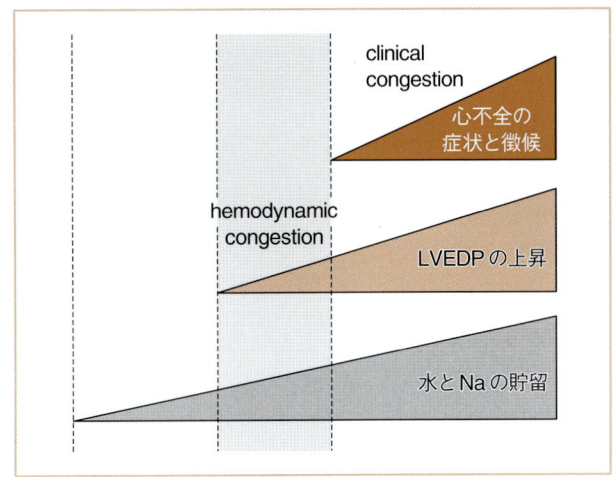

図2 うっ血所見,LVEDP上昇,水分貯留の時間的関係

## 3 うっ血と体液貯留との関係

　急性心不全は多くの場合はうっ血症状で入院する.体液貯留のきっかけはさまざまであるが,入院の少なくとも2～3週間前から体液の貯留が始まっている.進行性の体液貯留の直接の原因は神経体液性因子の亢進である.hemodynamic congestionの時期には血管内容量は増加していても,間質への漏出は少ない（図2）.clinical congestionが出現した時には,水分は間質に溢れ出している.実際の臨床では臨床的うっ血の程度から体液量の過多を定性的に推定している.従来のうっ血の程度を診断する方法ではうっ血の有無を診断できたとしても,水分管理をガイドするための方法としては十分とは言えない.そこで,これら従来の指標を組み合わせた指標が提唱され,水分管理のガイドとして,また急性心不全の再入院の予測指標としての有用性が示されている[6].

## 4 vascular failure(VF)におけるうっ血と体液状態との関係

　従来,水分の貯留が急性心不全発症の根底にあると考えられてきた.しかし,2002年にCotterらは水分貯留の少ない急性心不全が存在することを初めて報告した[7].この報告によれば急性心不全から回復し,

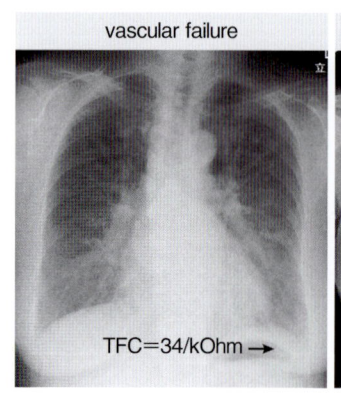
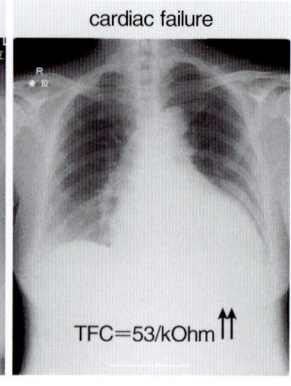

図3 vascular failure と cardiac failure の胸部X線像
胸郭内水分量 thoracic fluid content（TFC）は vascular failure では 34/kOhm, cardiac failure では 53/kOhm であった.

　Swan-Ganzカテーテルが留置されたまま状態が安定している症例のうち27％が24時間以内に急性心不全（肺水腫）が再発している．この急性心不全再発においては，肺水腫に先行して急激な末梢血管抵抗や血圧の上昇が認められていた．そこで，Cotterは水分貯留は急性心不全のメカニズムの重要な要素ではあるがその一つにすぎないと考え，水分貯留が少なく，後負荷の急速な増大が引き金となって発症する急性心不全の存在を提案した．彼はこの急性心不全を"acute vascular failure（AVF）"と呼び，従来の"acute decompensated heart failure（ADHF）"と区別した．うっ血の病態の違いから前者はvascular failure（VF），後者はcardiac failure（CF）とも呼ばれる．VFとCFの代表的な自験例の入院時胸部X線像を図3に示す．VFではバタフライシャドウを認め，CFでは両側の肋骨横隔膜角が少し鈍ではあるが，肺野は比較的明るい．生体インピーダンス法を用いて胸郭内水分量を測定すると対照群では32±5/kOhmであった．VFでは34/kOhmと，その増加はわずかなのに対し，CFでは53/kOhmと胸郭内水分量は著明に増加していた．胸部X線像では胸郭内水分量を推定することはできないことがわかる.
　ここで，全身の総水分量，および全身での水分量の分布を考えてみよう．CotterらはVFでは総循環血液量の増加は少ないとしている．VFでは体液貯留が主要な病態であるCFに比し，全身の水分貯留が少ない．しかし，VFでもむくみを呈している症例は多い．すなわち，VFでも

急性心不全発症時には代償期よりも全身の水分量はいくらかでも増加している可能性は高く，VFは急性心不全の発症様式にこそその特徴がある．ではVFでは水分の増加があるとしても，急性肺水腫発症のメカニズムは何であろうか．Cotterらは動脈内の血液が静脈側へ，さらには末梢から中枢側にシフトするためと考えた[7]．しかし，動脈側から静脈側へのシフトには否定的な見解が多い．Fallickらは交感神経活性の亢進により静脈が収縮し，血液が腸管などの静脈プール（unstressed volume）から中枢側（stressed volume）へとシフト（central volume shift）するためとしている[1]．この仮説はVFの急性期治療として血管拡張薬が有効なことを説明しやすい．

## 5 cardiac failureにおける水分貯留のメカニズム

CFではなぜNaや水が貯留するのであろうか．代償されている慢性心不全が非代償の状態になるきっかけ（initiator）は過労，炎症，怠薬，貧血の出現などさまざまである．initiatorが神経体液性因子の賦活化をもたらし体液貯留の方向に傾ける．体液貯留は不全心を取り巻く環境，すなわち血行動態を悪化させる．例えば，機能的僧帽弁逆流や機能的三尖弁逆流の出現や増悪，LVEDPの上昇（拡張期圧容積関係の上方へのシフト），頻脈の出現や血圧の上昇などを起こし，これらがactivatorとして働き，神経体液性因子のさらなる賦活化，心機能や血行動態の悪化を進行させるvicious cycleが回りはじめる．

心拍出量の低下や，filling pressureの上昇はNaや水のさらなる貯留をもたらす（図4）．心拍出量の低下は頸動脈洞にある高圧系の圧受容体に感知され，交感神経系やレニン・アンジオテンシン系の賦活化，バソプレシンの上昇などをきたし，Naや水の貯留をもたらす（arterial underfilling）[8]．また，高度の心拍出量の低下は腎臓に直接働きかけてこれらの貯留をもたらす（vasomotor nephropathy）．水分の貯留は動脈系よりもよりコンプライアントな静脈系（低圧系）に貯留する．低圧系は水分量の監視のための受容体がある．その一つである右房は水分の増加に対してナトリウム利尿ペプチドを上昇させ，バソプレシンの産生を減少させ，腎交感神経活性を抑制し，Naや水分の貯留に抑制的に作用す

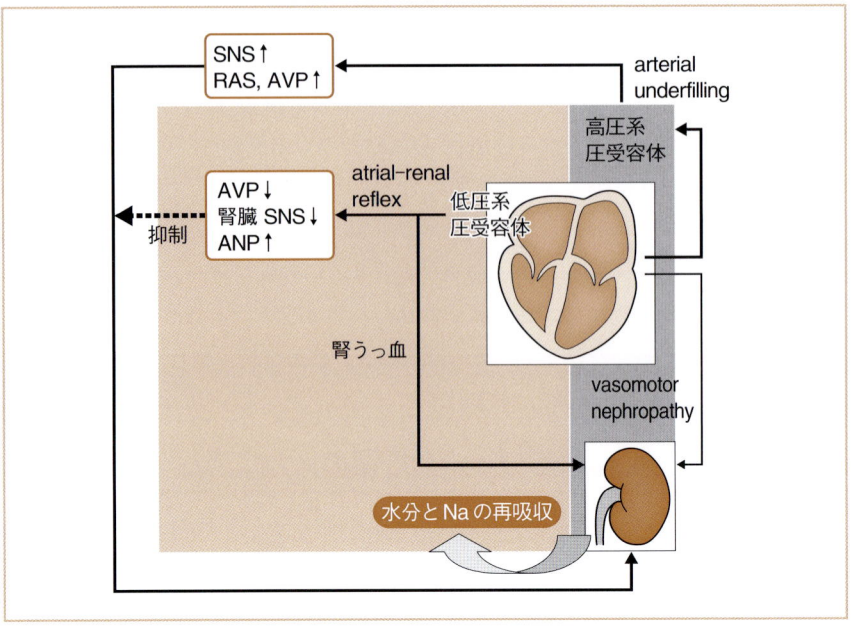

**図4 心不全における水分貯留のメカニズム**
SNS：交感神経系，RAS：レニン・アンジオテンシン系，AVP：アルギニン・バソプレシン，ANP：心房性ナトリウム利尿ペプチド

る（atrial-renal reflex）．しかし，急性心不全ではこれらの抑制系の働きは減弱している．近年，静脈系の水分の貯留は腎機能を低下させることがわかってきた（venous congestion）．心不全における水分の貯留は腎機能を悪化させ，さらに水分を貯留させることになる（心腎連関）．水分の貯留は心不全における拡張能の低下とあいまってfilling pressureの上昇をもたらし，急性心不全の本体である肺うっ血や体うっ血をもたらすこととなる．これが，CFであり，徐々に進行する．

## 6 体液量の定量的評価

### a．至適血液量（euvolemia）とは

日本循環器学会発行の循環器学用語集によればhypervolemiaは血液量増加，hypovolemiaは血液量減少，低容量と訳されている．euvolemiaの記載はないが，「至適血液量」と訳しておく．正常人の標準的な

血液量はnormovolemiaと呼ばれる．ここでは「標準血液量」と訳しておく．至適血液量の厳密な定義はないが，うっ血を伴う心不全患者の除水量が妥当か否か，除水の結果としての血液量として提唱された言葉である．至適血液量ではうっ血が解除され，心不全症状が安定している．しかし，至適血液量イコール標準血液量ではない．Millerらの研究によれば急性心不全患者の退院時の血液量は入院時よりは減少しているものの標準血液量よりも多かったとしている[4]．特に，欧米ではうっ血が残存したまま退院することも多いので，この結果は納得できる．慢性心不全でよく用いられる血管拡張薬はunstressed volumeを増加させることがわかっている．したがって，慢性心不全患者の至適血液量を標準血液量に設定すると，stressed volumeはむしろhypovolemiaに傾く可能性がある．観念的には，至適血液量はうっ血が解除され，stressed volumeとunstressed volumeのバランスがよく，予後の悪化をきたさない血液量であると考えられるが，厳密な定義はない．実際，血管内容量はラジオアイソトープを用いて測定可能であるが，臨床の現場に容易に取り入れられる手法ではない．

## b. 生体インピーダンス法による細胞外液量の測定と体液量の適正管理

近年，ICDやCRTに組み込まれたインピーダンス測定装置によって，胸郭内水分量を連続的にモニターできるようになった．約2,400人の患者において，この機能を活用して，予後の改善が得られるか否かを調べるDOT-HF試験が実施中である．しかし，この装置は胸郭内水分量の相対的変化を追跡するもので，体内水分量を定量化できるものではない．我々は，体外から測定できる生体インピーダンス測定装置を用いて，急性心不全患者のECWの定量評価方法を考案した[9]．身長，体重，年齢，性別から標準血液量を算出する方法を提唱し，前述のように，代償性心不全では至適血液量が標準血液量に近いことから，130人の急性心不全患者で実測値（measured value；M）に対する，予測した標準血液量（P）値の比，M/P比を測定した．すると，入院時に1.26±0.25と上昇していたM/P比はや退院時には1.04±0.17とほぼ1に近づいていた．すなわち，急性心不全では入院時に増加していたECWが退院時にはほ

ぼ標準血液量に近い状態まで減少していることがわかった．

　従来はうっ血症状や徴候が消失し，かつ Cr や BUN の過度の上昇を認めない状態を至適血液量と考えてきた．近年，血管内容量の推移を反映するヘマトクリットが上昇していれば，少々のクレアチニンの悪化は予後をむしろ良くし，十分の decongestion が重要であるとの報告がある[10]．しかし，低心機能例では至適血液量を目指して除水を行うと腎機能を悪化させることが多く，やや wet の状態で経過を見ることも多い．我々の研究でも退院時のM/P比が＞1の症例は≦1の症例に比し有意に死亡や再入院など，心事故の発生が多く急性心不全治療においては十分な decongestion が必要であることが示された[9]．M/P 比は必ずしも≦1 にできるものではないが，現在の ECW を予測することで体液管理の方向性の判断基準が得られるという点で意味があるものと思われる．

## おわりに

　急性心不全の主たる病態はうっ血である．したがって，その治療はdecongestion であるといえる．うっ血では体内の水分量の増加や水分の分布の異常を伴う．そこで，体液量の定量化とその適正管理が重要である．ECW を定量化し，その適正化を目指すことは filling pressure の正常化を目指すことと同じように重症心不全治療における重要なガイドとなるであろう．

### ●文献
1) Fallick, C et al：Circ Heart Fail 2011；4：669-675
2) Ando, S et al：J Hypertens 1992；10：451-457
3) Anand, IS et al：Circulation 1989；80：299-305
4) Miller, WL et al：JACC Heart Fail 2014；2：298-305
5) Rapaport, E et al：Circulation 1958；18（4 Part 1）：581-587
6) Gheorghiade, M et al：Eur J Heart Fail 2010；12：423-433
7) Cotter, G et al：Eur J Heart Fail 2002；4：227-234
8) Schrier, RW et al：N Engl J Med 1999；341：577-585
9) Sakaguchi, T et al：Circ J 2015；79：2616-2622
10) Testani, JM et al：Circulation 2010；122：265-272

〈安村良男〉

# I 心不全に影響する体液の理解－循環器医は体液をどうしたいのか？－

## ② 体液の「圧」と心不全

**POINT**
1. 腎臓への十分な還流は比較的高い圧が必要であるとされている．
2. 一方で，高い圧は低心機能患者にとっては後負荷になり，心拍出の低下に繋がる．
3. 腎臓への十分な還流は，心拍出の回復と同時に極端な血圧の低下を防ぐことである．

● はじめに

　心不全患者は増加の一途を辿っており，社会保障制度の大きな足かせになっている．そのような状況の中，世界中で急性心不全の予後を改善すべくさまざまな治療薬が開発されてきたが，過去10年以上にわたり急性心不全の予後を改善した治療薬は存在しない．そこで世界中の心不全医が目をつけた中の一つが，チーム医療である．薬のみでは急性心不全患者の予後を改善することができないという大きな壁にぶつかり，試行錯誤の局面に至ったのである．しかしながら，新たな急性心不全の予後改善薬がない中においても，既存の薬を適切に使用することで予後の悪化を防ぐことは非常に重要である．本稿では急性心不全における適切な「圧」とは何か，心腎を中心に予後を考慮しながら現在のエビデンスを中心に概説したい．

　急性心不全患者の初期治療として，血管拡張薬や利尿薬の早期投与がヨーロッパ心臓病学会のガイドライン[1]やrecommendation paper（図1）[2]により推奨されている．しかしながら，時にafterload mismatchの軽減のための血管拡張薬の使用と，volume reduction目的の利尿薬の併用で，思わぬ血圧低下をきたし，強心薬の使用を余儀なくされたことを経験した読者は多いのではないかと思う．これは，過剰に上昇した末梢血管抵抗を下げることは心拍出量の増加に繋がるという事実を循環器内科医は知って

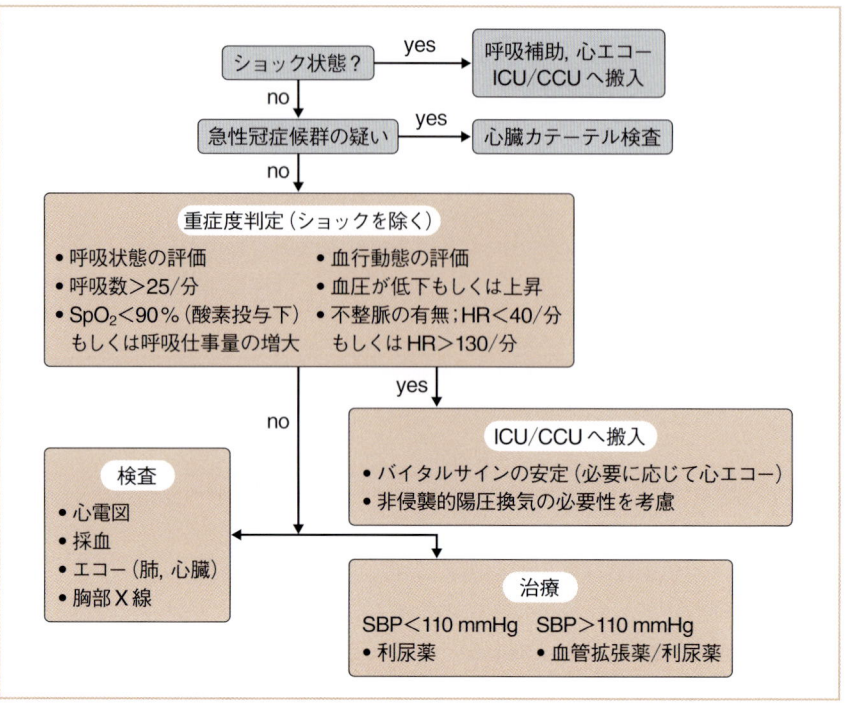

**図1 急性心不全マネジメントのためのアルゴリズム**

いるため,硝酸薬などを使用し,収縮期血圧を下げようとするためである.一方で,腎臓の視点で考えると,十分な糸球体濾過量を保つためには,腎臓は他の臓器と比較して比較的高い灌流圧が必要であるとされている[3].特に心不全を発症するような患者の多くは,動脈硬化が進行していることが予想され,適切な腎灌流にはより大きな「圧」が必要になるとされている.ここで,血圧を下げたい心臓視点の循環器医と血圧を高く保ちたい腎臓視点の腎臓内科医の意見が分かれるところである.

## 1 腎臓から見た「圧」

正常であれば,ある程度血圧が低下しても腎臓の灌流は保たれる.これは自動調節能といわれる機能が本来備わっているためである.つま

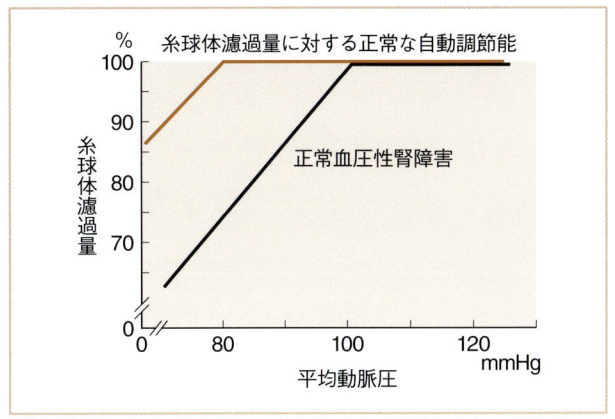

図2 平均血圧と糸球体濾過量の関係―正常自動調節能と正常血圧性腎障害―

り，血圧が低下するとプロスタグランジン系を介して輸入細動脈を拡張させ，さらにレニン・アンジオテンシン・アルドステロン系を介して輸出細動脈が収縮するため，糸球体濾過量が一定に保たれる．ちなみに，この自動調節能は肺循環・皮膚循環以外の大部分の臓器に多かれ少なかれ認められる．しかしながら，動脈硬化が進行してくるとその自動調節能力は低下し，血圧が保たれているにもかかわらず，腎の灌流は低下することが知られており，正常血圧性腎障害と称される（図2）[3]．これが，血圧を高く保つことで腎灌流圧を保ちたい腎臓内科医の視点である．しかしながら，この正常血圧性腎障害を提唱した論文[3]には，「後負荷上昇に伴い低心拍出が出現し，それにより全身性の重度の低灌流が起こることで正常血圧性腎障害が起こることが少なからずある（A less common mechanisms）」と記載されている．この論文を素直に解釈すると，低灌流自体も正常血圧性腎障害の原因になると理解できよう．

## 2 心臓から見た「圧」

急性心不全症例においては，心原性ショックを除けば，多くの場合，後負荷の増加を伴っている．心機能が正常であれば，後負荷が増大しても心拍出量が低下することはほとんどない．逆に前負荷への依存度が高く，前負荷減少に伴い心拍出量は低下する．しかしながら，心機能が低

下してくると，後負荷増大に伴う心拍出量の低下が顕著になってくる一方で，前負荷への依存度は低下し，前負荷増大に伴う心拍出量の増加は軽微になる．そこで，心不全急性期に，多くの循環器医は心拍出量を増加(回復？)させるため後負荷軽減を目的に血管拡張薬を使用する．

## 3 では，一体どのように解釈するべきか

先ほどの正常血圧性腎機能障害や後負荷軽減による心拍出量の増加，この二つの現象はいったい何を意味するのであろうか？　確かにある程度の圧利尿が必要ではあるため，血圧はある程度保たれている必要があることは十分納得できる．しかし，過度な血圧低下に注意しながら，afterload mismatch により低下した心拍出量を上昇（元のレベルまで回復？）させることはやはり重要であろう．実際に，実臨床においても血圧がある程度下がった段階で乏尿期から突然利尿期に入る症例を多く経験するが，これは強心薬などを使って平均血圧を上昇させた結果ではないことは明らかである．ここで言う過度の血圧低下の定義とは個々の症例で動脈硬化の違い，病歴の長さの違い，内服薬の違いなどさまざまであるため個々の症例で違うことは容易に想像できるが，Voors ら[4]が示した 32 mmHg（入院後 48 時間以内に収縮期血圧が 32 mmHg 以上低下した群は，入院後の腎機能障害が多かった）という数字はある程度の指標になると考えられる（図3）．しかし，この研究は急性期にどのくらい血圧を下げると腎機能の悪化に繋がるかを検証した研究ではない．動脈硬化の強い患者の血圧が結果的に下がっただけ，という可能性も否定できないことに注意が必要である．

## 4 それ以外の因子

では，血管拡張薬などにより収縮期血圧が低下したにもかかわらず，利尿が得られるのはどのようなメカニズムが考えられるのであろうか．今のところその詳細な機序は不明であると言わざるを得ない．しかし，他の臓器とは異なり特殊性を備えた腎臓という臓器を考えることである程度ヒントが得られると思われる．腎臓は心拍出量のおよそ 1/4 程度を受けるにもかかわらず，酸素分圧は非常に低い（peak $O_2$；皮質：40〜50 mmHg,

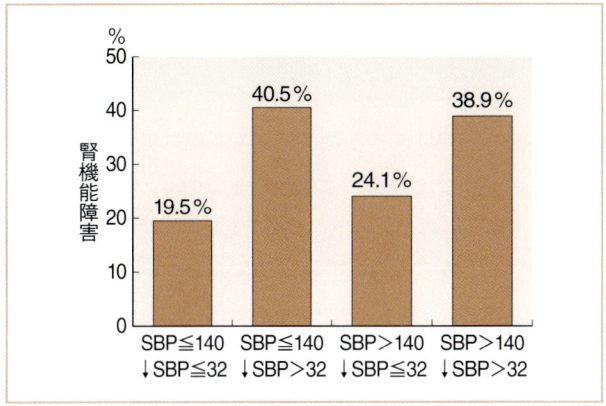

**図3** 入院時血圧と入院後48時間以内における最大血圧低下の程度との腎障害の関連

### 表1 全身への酸素供給量

$$CaO_2 = (1.34 \times Hb \times SaO_2) + (0.003 \times PaO_2)$$
$$DO_2 = CO \times CaO_2$$

$CaO_2$：動脈血酸素含量 arterial oxygen content，CO：心拍出量 cardiac output，$DO_2$：酸素供給量 oxygen delivery，Hb：ヘモグロビン hemoglobin，$PaO_2$：酸素分圧 arterial tension，$SaO_2$：動脈血酸素飽和度

髄質：10～20 mmHg)[5]．これは，さまざまな物質の交換を，エネルギーをアクティブに使って行っているためである．また，血流の配分も腎臓内で大きく異なる．腎皮質は腎血流の約90％を受けるが，腎髄質は残りの約10％程度しか血流を受けないため，腎髄質では正常の状態ですでに低酸素にさらされている．以上のことから，急性心不全に伴う低酸素状態は，さらに腎臓を劣悪な環境へとさらすことは言うまでもない．

また，全身への酸素の運搬は**表1**に示した因子によって決定されることが知られている[6]．この中で，大きな影響を持っているのが，心拍出量およびヘモグロビン，動脈血酸素飽和度（$SaO_2$）である（式からも明らかであるが，酸素分圧の上昇は全身への酸素運搬の観点からは他の因子と比較して重要度はきわめて低い）．つまり，急性心不全の病態改善に心拍出量の回復と$SaO_2$の正常化は腎臓の環境回復のみならず，全身への酸素運搬という観点からも非常に重要であることが理解できる．

また，呼吸苦に伴う交感神経系の活性化も腎灌流という観点から重要であると考えられる．腎交感神経を介して，糸球体濾過量に大きな影響を及ぼすことが知られており，特に，腎交感神経系の活性化は輸入細動脈を収縮させることにより糸球体濾過量を低下[7]させる．これは，輸出細動脈の収縮により糸球体濾過量の低下はある程度軽減されるが，濾過量自体は低下する．つまり，交感神経の抑制は輸入細動脈の拡張を介して，糸球体濾過の回復に繋がると考えられる．

## 5 過去の報告からの考察

我々は急性心不全と肺動脈圧カテーテルをキーワードにPubMed，Embase，Cochrane libraryを検索し，心係数cardiac index（CI）と肺動脈楔入圧pulmonary artery wedged pressure（PAWP）の2つの用語を含む2,988の論文から最終的に35件（3,016例）の論文を抽出した．その結果，入院時の腎機能に相関を示したのは，収縮期血圧ではなく，CIおよび右房圧のみであった（未発表データ）．

## おわりに

心不全における適切な「圧」とは何か？ という問いに対して，具体的な数値を示すことは患者個々人によって大きく異なるため非常に困難である．しかし，過度の降圧に注意しながら心拍出量を回復させること，酸素化を改善させること，さらにそれに付随した交感神経系の抑制が腎臓を含めた心不全管理に重要であり，ひいては心不全の予後の改善（悪化の防止）に繋がると考えられる．

### ●文献

1) McMurray, JJ et al：Eur Heart J 2012；33：1787-1847
2) Mebazaa, A et al：Eur J Heart Fail 2015；17：544-558
3) Abuelo, JG：N Engl J Med 2007；357：797-805
4) Voors, AA et al：Eur J Heart Fail 2011；13：961-967
5) Brezis, M et al：N Engl J Med 1995；332：647-655
6) McLellan, SA et al：CEACCP 2004；4：123-126
7) Kannan, A et al：World J Cardiol 2014；6：814-823

（石原嗣郎）

*I 心不全に影響する体液の理解 — 循環器医は体液をどうしたいのか？—*

# ③ 体液の「組成」と心不全

**POINT**
1. 血漿浸透圧は，レニン・アンジオテンシン・アルドステロン系（RAAS），交感神経系（SNS），バソプレシン系で制御されている．
2. 主に，RAASは電解質と水，バソプレシン系は自由水の再吸収に関与している．
3. RAAS，SNS，バソプレシン系の制御不全で低ナトリウム血症が生じる．
4. 腎血流の低下した心不全では，血清$Na^+$濃度の低下，血清$K^+$濃度の上昇，血清$HCO_3^-$の低下，血清$Cl^-$濃度の上昇がみられやすい．

## ● はじめに

　心不全では，レニン・アンジオテンシン・アルドステロン系 renin-angiotensin-aldosterone system（RAAS），交感神経系 sympathetic nervous system（SNS），バソプレシン系が賦活化されている．また，すべての尿細管での再吸収が亢進している．アンジオテンシンIIは近位尿細管での水，$Na^+$，尿素窒素などの再吸収に関与し，アルドステロンは集合管での$Na^+$再吸収の亢進に関与している．交感神経系は，$\alpha_1$受容体を介した，また緻密斑に存在する$\beta_1$受容体を介したレニンの放出とそれに伴う近位尿細管での水，$Na^+$の再吸収，太いヘンレループ上行脚での$Na^+/K^+/2Cl^-$共輸送体の発現亢進，遠位尿細管でのNa/Cl共輸送体の発現亢進を介した電解質の再吸収亢進に関与している．バソプレシンは集合管でのアクアポリン2を介した自由水の再吸収亢進に関与している．これら三者のバランスで体液の組成が変化する．表1に示す原因で，血漿の組成が変化する．血漿の組成の変化は，溶質（Na）と自由水の比率の変化を伴う（図1）．

## ① 水バランスの異常

　血清浸透圧は，一般的に$2\times$（血清$Na^+$濃度）＋血糖値/18＋血中尿素

**表1 血漿の浸透圧, Na濃度の変化の原因**

|  | 機序 | 原因 |  |
|---|---|---|---|
| 尿希釈障害 | TALへの尿の到達低下 | 近位尿細管での再吸収の亢進 | 低Na血症 |
|  |  | 溶質の不足 |  |
|  | 希釈分節での再吸収抑制 | 溶質の再吸収の低下 |  |
|  | ADH作用の抑制不全 | 自由水の再吸収亢進 |  |
| 尿濃縮障害 | 尿細管での溶質再吸収亢進 | 溶質再吸収亢進 | 高Na血症 |
|  | ADH作用の抑制 | 自由水の再吸収低下 |  |

ADH：抗利尿ホルモン

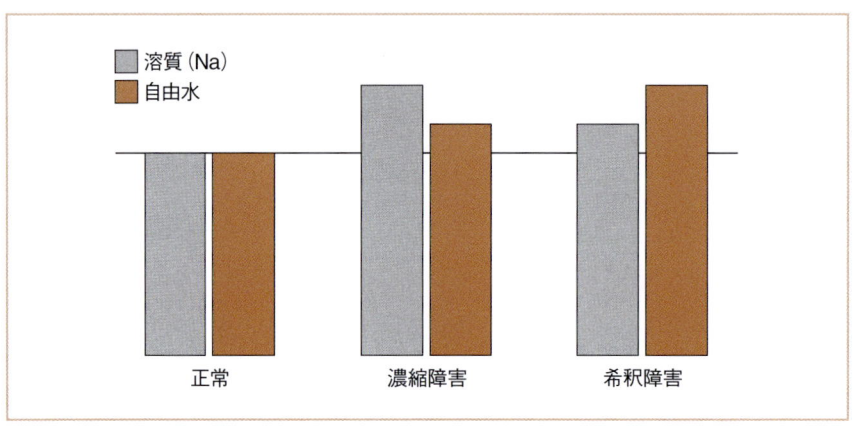

**図1 濃縮障害, 希釈障害での溶質(Na), 自由水の比率**

窒素/2.8で近似される。しかし，水の細胞内外の移動には，尿素窒素が細胞内外を自由に行き来できるので，尿素窒素を含まない部分，つまり張度が決める。血糖値を無視すると，張度は，血清Na$^+$濃度で決まると考えられる。細胞内の張度形成成分(effective osmoles)は体内全K$^+$量で，細胞外は体内全Na$^+$量であるため，数学的には厳密には正しくないが，血清浸透圧＝(全Na$^+$量＋全K$^+$量)/総体液量で近似される。これはほぼ2×血清Na$^+$濃度と等しいと考えられる。このことから，低ナトリウム血症の原因は体内Na$^+$量減少または，体内K$^+$量減少，総体液量の増加のどれかであることがわかる(**図2**)。

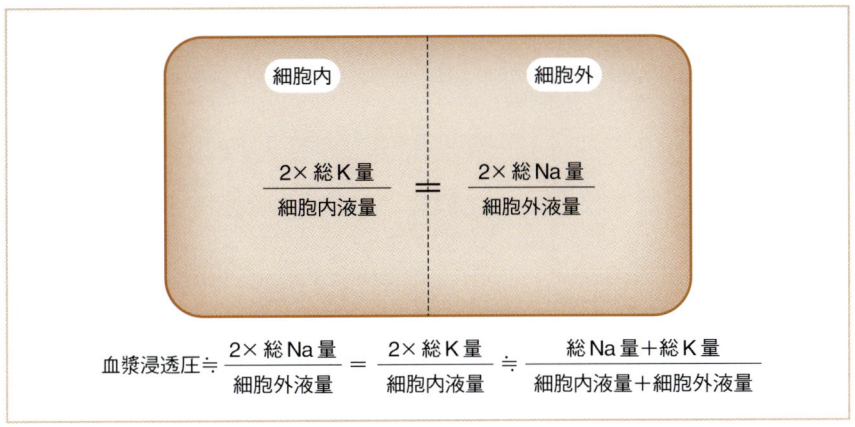

図2 細胞内と細胞外の有効浸透圧物質（effective osmole）

## 2 尿の希釈，濃縮過程

　$Na^+$量や，$K^+$量，総体液量は，それぞれの摂取量と腎臓での排泄が規定している．糸球体で濾過された原尿は近位尿細管血管側の$Na^+/K^+$ ATPaseの働きにより調節されている．$Na^+/K^+$ ATPaseは，細胞内から3分子の$Na^+$を汲み出し，2分子の$K^+$を汲み入れる．近位尿細管管腔側に存在する$Na^+/H^+$交換輸送体がNaを汲み入れ，$H^+$尿細管腔内に分泌する．分泌された$H^+$と糸球体で濾過された$HCO_3^-$が反応して生じる炭酸$H_2CO_3$は，脱炭酸酵素により$H_2O$と$CO_2$に分解される．$CO_2$は速やかに拡散するため，細胞内に移行し，細胞内で水と反応して，$H^+$と$HCO_3^-$になることにより，$HCO_3^-$は再吸収される．

　太いヘンレループ上行脚（thick ascending limb of Henle's loop；TAL）では，水，尿素窒素の透過性は低い．同部位では，管腔側に存在する$Na^+/K^+/2Cl^-$共輸送体により，細胞内に1分子の$Na^+$，1分子の$K^+$，2分子の$Cl^-$が細胞内に汲み入れられる．同部位では水は再吸収されず，電解質のみ再吸収されるため，尿（尿細管内液）は希釈され，同部位の細胞間質の浸透圧は上昇することとなる．

　次に到達する遠位尿細管には，$Na^+$と$Cl^-$を再吸収する$Na^+/Cl^-$共輸

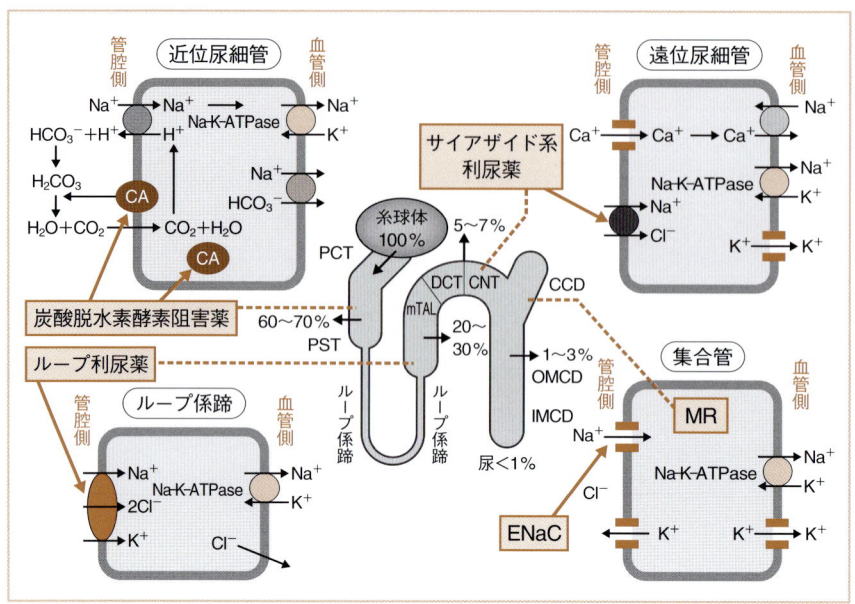

**図3 尿細管のトランスポーター**
太いヘンレループ上行脚(TAL)から遠位尿細管までは，電解質を再吸収しても，自由水は再吸収しないので，尿は希釈され，集合管で自由水が再吸収され，尿は濃縮される．
CA：脱炭酸酵素，PCT：近位尿細管曲部，PST：近位尿細管直部，DCT：遠位尿細管，CNT：接合尿細管，OMCD：髄質外層集合管，IMCD：髄質内層集合管，MR：ミネラロコルチコイド受容体

送体が存在する．遠位尿細管を通過すると，皮質集合管に尿は到達する．集合管では，上皮性ナトリウムチャンネル epithelial sodium channel (ENaC)を介して$Na^+$が再吸収され，$K^+$と$H^+$が分泌される．この過程で，$H_2O+CO_2 \Leftrightarrow H_2CO_3 \Leftrightarrow H^+ + HCO_3^-$の反応が促進され，$HCO_3^-$が生成される．また，同部位ではバソプレシンにより水チャンネルであるアクアポリン2が管腔側に発現する．自由水は，TALでの再吸収により形成された髄質高浸透圧によりこのチャンネルを介して受動的に再吸収される．この集合管での自由水の再吸収により尿が濃縮される（図3）．

## ❸ RAAS，SNS，バソプレシン系は互いにクロストークしている

交感神経末端のポストシナプス部にアンジオテンシンタイプ1受容体

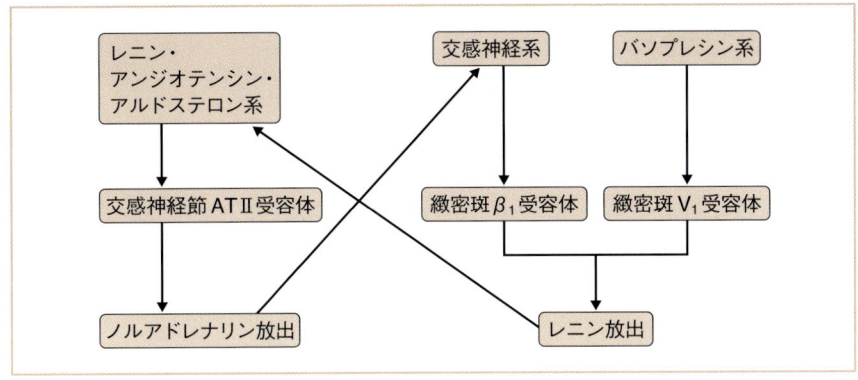

図4 RAAS，SNS，バソプレシン系のクロストーク

が存在すること，その受容体にアンジオテンシンIIが結合すると，交感神経終末からのノルアドレナリン放出が亢進する．アンジオテンシンIIは脳下垂体に作用し，抗利尿ホルモンantidiuretic hormone（ADH）の放出を促す．また，ADHは，緻密斑に存在するバソプレシンタイプ1受容体に結合すると，レニンの放出を起こす．緻密斑の$β_1$受容体にノルアドレナリンが結合するとレニンが放出される．これらの機序により，三者が互いに作用し合うために，普通は，血清$Na^+$異常は生じない（図4）．

## 4 心不全で低ナトリウム血症が生じている場合には，塩分制限と腎血流の低下，大量のループ利尿薬投与，または利尿薬の併用療法，有効循環血漿量の低下の存在を考える

浸透圧の変化は図3の原因で起こる．低ナトリウム血症は，TALへの溶質到達量の減少，希釈分節（TALおよび遠位尿細管）での希釈障害，ADHが不適切に分泌されていることが揃って初めて出現する．腎血流が低下しても，腎臓は輸出細動脈を収縮させることにより，糸球体濾過は維持される．しかし，濾過された原尿は，近位尿細管で再吸収される．輸出細動脈の収縮，近位尿細管での再吸収亢進は，主にアンジオテンシンIIによる．このように，心不全では，減塩，心拍出量の低下からTALへの溶質到達量が減少する．さらに尿量が低下していると，大量

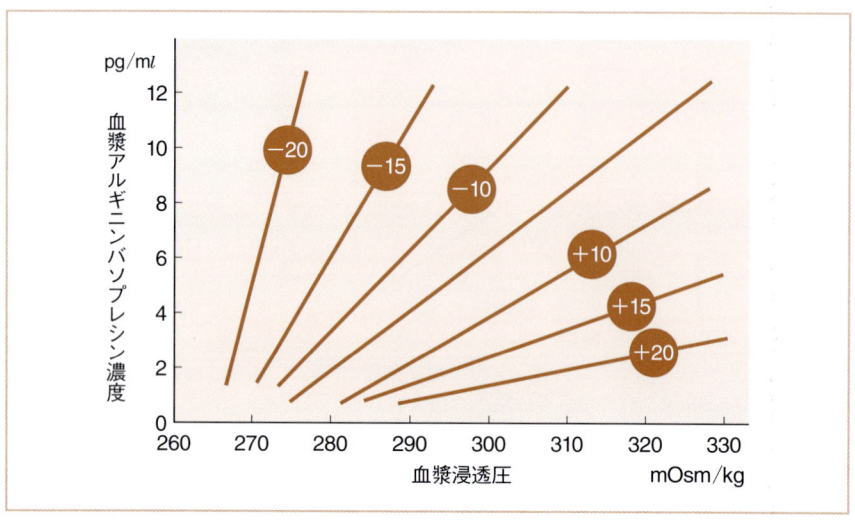

**図5 血漿浸透圧と血漿バソプレシン（ADH）の関係**
血漿浸透圧が270 mOsm/kg以下（≒2×[Na] より，血清[Na] 135以下）では，浸透圧によるADHの分泌は起こらない．ゆえに溶質の過度の制限，利尿薬の使い過ぎによる低Na血症は，有効血漿量減少によると考えられる．

のループ利尿薬が投与されたり，違う機序の利尿薬が併用投与されたりする．そのため，希釈分節での希釈障害が起こる．さらに，アンジオテンシンIIの下垂体への直接作用や，有効循環血漿量の低下がADHの不適切分泌もひき起こす（図5）．

## おわりに

　心不全，特に腎血流低下を伴ったものでは，近位尿細管での再吸収が亢進していること，交感神経系の活性化により，集合管に到達しうる$Na^+$量が低下する．そのため，同部位での$K^+$と$H^+$の分泌が障害されるため，$HCO_3^-$の生成障害も起こり，高K血症，代謝性アシドーシスが起こる．利尿薬の投与，減塩により，有効循環血漿量が低下すると，血漿浸透圧が低下していてもADHが放出され続ける状態が起こる．体液組成，体液濃度の変化から心不全の病態を考え，病態に応じた治療が大切である．

（廣谷信一）

# 腎臓の体液管理メカニズム
― 心不全管理にどう関わるか ―

# II 腎臓の体液管理メカニズム－心不全管理にどう関わるか－

## 腎臓の水電解質バランス機構

**POINT**
1. 腎臓は，細胞外液の量・浸透圧・pH・電解質濃度を調節．
2. 尿生成は，糸球体濾過で始まり調節性尿細管輸送で制御．
3. 尿細管の輸送特性は，管腔膜輸送体の特異性で決定．
4. 糸球体尿細管バランスと尿細管糸球体フィードバックの違い．
5. 遠位曲尿細管（後半）〜集合管のNa輸送は，アルドステロン感受性．

### ● はじめに

　腎臓は，体細胞の生存環境（＝内部環境）として機能する細胞外液の「量・pH・浸透圧濃度・電解質濃度」を正常域内に維持・調節している[1〜4]．これらの機能は，視床下部（浸透圧センサー）・自律神経反射ループ・循環器系・内分泌調節系などの「全身性のシステム」と腎臓の尿生成能が協調的に正しく働いて初めて実現する．

　本稿では，腎臓の尿生成能，言葉を変えれば，血漿・細胞外液調節能の仕組みについて，糸球体濾過機序と尿細管上皮細胞のNaCl・溶液再吸収機構を中心に解説する．

### 1 糸球体濾過機序

　腎臓が血液浄化と血漿・細胞外液調節をするための第一ステップは，糸球体濾過である（図1）．ショックなどで血圧が急に低下すると，意識を失うだけではなく，比較的高い血圧を必要とする糸球体濾過（尿生成）が停止する．このため，腎臓はその本来機能を発揮できず，良好だった血漿・細胞外液の数値データ（特にpH）が正常域から外れていく．

　糸球体濾過の駆動力（限外濾過圧）は，心血管系（心臓のポンプ機能と大血管の血圧維持・緩衝機能）と腎内血管系（抵抗血管・減圧系）で制御された糸球体毛細血管圧（静水圧）である[1〜4]．血漿蛋白（主にアルブミ

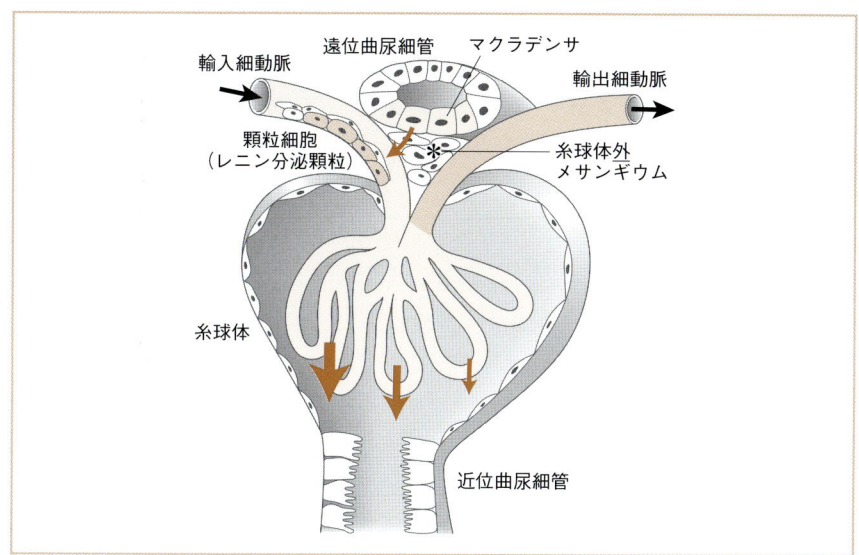

**図1 糸球体と糸球体濾過機序**
太い矢印(色)は，濾過圧の大きさが糸球体毛細血管の近位端(輸入細動脈側)から遠位端(輸出細動脈側)に向かって小さくなっていることを示している．マクラデンサから輸入細動脈に向かう矢印は，TGFシグナル．
GFR：糸球体濾過量

ン)に起因する膠質浸透圧は「駆動力」に対してマイナスに働くので，実際の限外濾過圧は，「Δ静水圧－Δ膠質浸透圧」となる．単位時間当たりの糸球体濾過量glomerular filtration rate(GFR)は，限外濾過圧に，糸球体濾過膜固有の濾過係数($K_f$)を乗じると求められる(式1, 2)[1~4]．

$$GFR = K_f\{(P_{Cap} - P_B) - (\pi_{Cap} - \pi_B)\} \cdots\cdots (1)$$
$$= K_f(\Delta P - \Delta \pi) \cdots\cdots (2)$$

ただし，$P_{Cap}$：糸球体毛細血管圧，$P_B$：Bowman腔圧，$\pi_{Cap}$：血漿膠質浸透圧，$\pi_B$：糸球体濾液膠質浸透圧($\simeq 0$)．

この式(1)(2)は，基本的にStarlingの式(血管)と等価であるが，糸球体毛細血管の場合，$P_{Cap}$はほぼ一定なので，$\Delta P - \Delta \pi < 0$にならない．つまり，末梢組織の微小循環システム(毛細血管－間質間で溶液が出入りする)と異なり，Bowman腔の濾液が糸球体毛細血管に逆流することはない[5]．

### a. GFRの増加・減少機序

　糸球体毛細血管圧（$P_{Cap}$）は，全身血圧とは独立して調節されているため，高血圧患者が，それだけの理由でGFRが増加し，尿量が増えることはない．しかし，輸入細動脈afferent arterioleが弛緩したり，輸出細動脈efferent arterioleが軽く収縮すると，GFRは増加する．さらに，降圧目的で投与されたCaチャネル拮抗薬が，腎内減圧系を弛緩させ$P_{Cap}$を上昇させる危険が生じる（糸球体毛細血管高血圧）．逆に，輸入細動脈が収縮したり，輸出細動脈が弛緩すると，GFRは低下する（図1）．

　興味深いことに，交感神経系の軽い興奮や少量の交感神経作動薬は，輸入細動脈と輸出細動脈を同時に軽く収縮させるのでGFRをあまり変化させない．しかし，大手術など，過度の緊張でノルアドレナリン（交感神経終端部）やアドレナリン（副腎髄質）が大量に放出されると，GFRは低下する[1]．

### b. GFRの増加・減少因子

　詳細は腎生理学の教科書を読んでいただきたいが[1~4]，① 糸球体濾過圧に影響する因子（細胞外液量，腎灌流血液量，血圧，血漿蛋白など），② 糸球体濾過係数に影響する因子（炎症，変性，片腎など），③ 自律神経系・局所液性因子（一酸化窒素，アンジオテンシンなど）は，すべてGFRの増減に影響する．

## ❷ 腎内自動調節機構－GFR変動の緩和－

### a. 糸球体尿細管バランス

　腎内血管系は，体血圧が80～180 mmHgの範囲であれば，$P_{Cap}$をほぼ一定に保つことができる（筋原性調節）[1~4]．制御しきれなかった$P_{Cap}$の変動はGFRを増減させるが，この濾液流量の変動は，近位尿細管を通過中に「軽減調節」される．この「下流ネフロンへの濾液供給量の平準化機構」は，糸球体尿細管バランス（GTバランスglomerulotubular balance）と呼ばれる（図2）[1~4]．

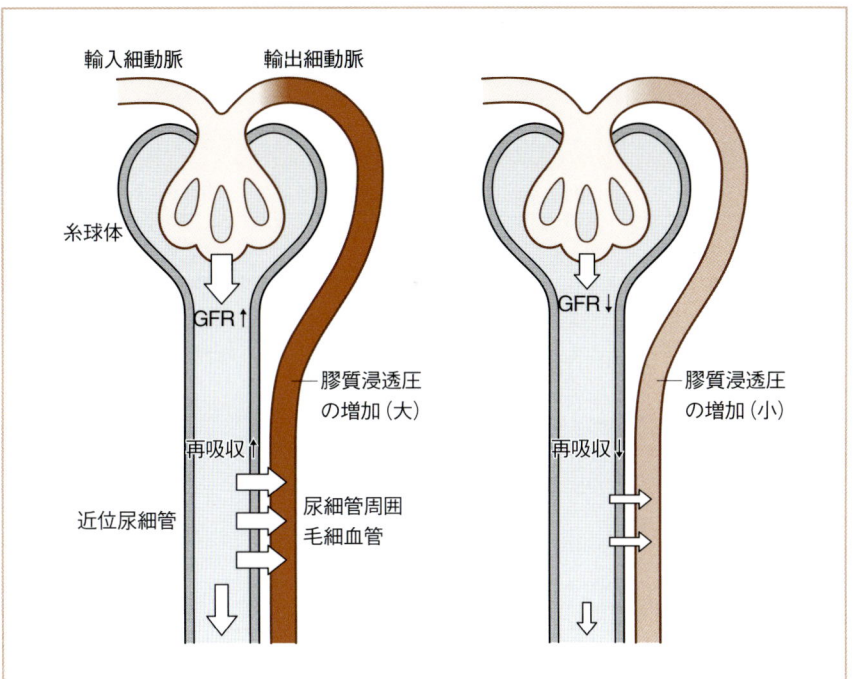

**図2 糸球体尿細管バランス**
GFRが増加すると近位尿細管での再吸収が亢進（左）．GFRが減少すると，近位尿細管での再吸収が低下（右）．注：GFRと近位尿細管の再吸収量の大小は矢印の大小で表現している．尿細管周囲毛細血管の血漿膠質浸透圧の違いは，色の濃さで表現している．（文献1）より引用改変）

### b. 尿細管糸球体フィードバック
#### −古典的マクラデンサ型と新規結合尿細管型−

　マクラデンサは，GFRの増減（＝管内液流量の変動）をマクラデンサが面する濾液の［$Cl^-$］変化で感知し，流量変動を小さくするように輸入・輸出細動脈に収縮・弛緩シグナルを送る．この自動調節能は，「尿細管糸球体フィードバック機構 tubuloglomerular feedback system；TGF機構」[1〜4]と呼ばれる．最近，結合尿細管 connecting tubuleを起点とするフィードバック機構（輸入細動脈の弛緩）として，「結合尿細管−糸球体フィードバック機構 connecting tubule-glomerular feedback

**表1** ネフロンセグメント別 Na$^+$ 輸送体・チャネルと機能異常

| 名称 | 上皮分類 | 水透過性（AQPの種類） | 局在（管腔膜） | 阻害薬（利尿薬ほか） | 機能分子異常による疾患名 Gain-of-Function（＋） Loss-of-Function（－） |
|---|---|---|---|---|---|
| PT | Le | H (AQP1) | NHE3, NaPi, SGLT1, 2 | Amiloride**, SGLT2阻害薬 | 側底膜NKA（－）: Fanconi（症） 側底膜Glut2（－）: Fanconi-Bickel（症） |
| TAL | Le | L | NKCC2 | Furosemide | （－）Bartter（症） |
| DCT | T | L | NCC | Thiazide | （＋）Gordon（症）（PHA II）（－）Gitelman（症） |
| CNT, CCD, OMCD, IMCD (PC) | T | R (AQP2) | ENaC | Triamteren, Amiloride*, MR阻害薬 | （＋）Liddle（症） |
| CCD (IC-B) | T | L | Pendrin | | |

Le：leaky 上皮, T：tight 上皮, H：high, L：low, R：regulated（調節性）, *：低用量型 Amiloride（ENaC 阻害薬）, **：高用量型 Amiloride（NHE 阻害薬）
なお，疾患名の症候群（症）は省略表記した．
CCD（IC-B）は，HCO$_3^-$分泌（または Cl$^-$再吸収）細胞．
AQP：アクアポリン aquaporin, PT：近位尿細管 proximal tubule, TAL：ヘンレループの太い上行脚 thick ascending limb of Henle's loop, DCT：遠位曲尿細管 distal convoluted tubule, CNT：結合尿細管 connecting tubule, CCD：皮質集合管 cortical collecting duct, OMCD & IMCD：髄質外層・内層集合管 outer and inner medullary collecting duct, PC：主細胞 principal cell, IC-B：B型間在細胞 intercalated cell type B, MR：ミネラルコルチコイド受容体 mineralocorticoid receptor

system」が新たに定義されている[6]．

## 3 尿細管のイオン・溶液輸送機序

腎尿細管上皮細胞のNa輸送（再吸収）機序は，2段階輸送「管腔膜輸送と側底膜輸送の結合」である．

ネフロンセグメントの名称と区分は，**表1**，**図3**を参照のこと．

### a. 近位尿細管 proximal tubule

近位尿細管は，レニン・アンジオテンシン・アルドステロン renin-

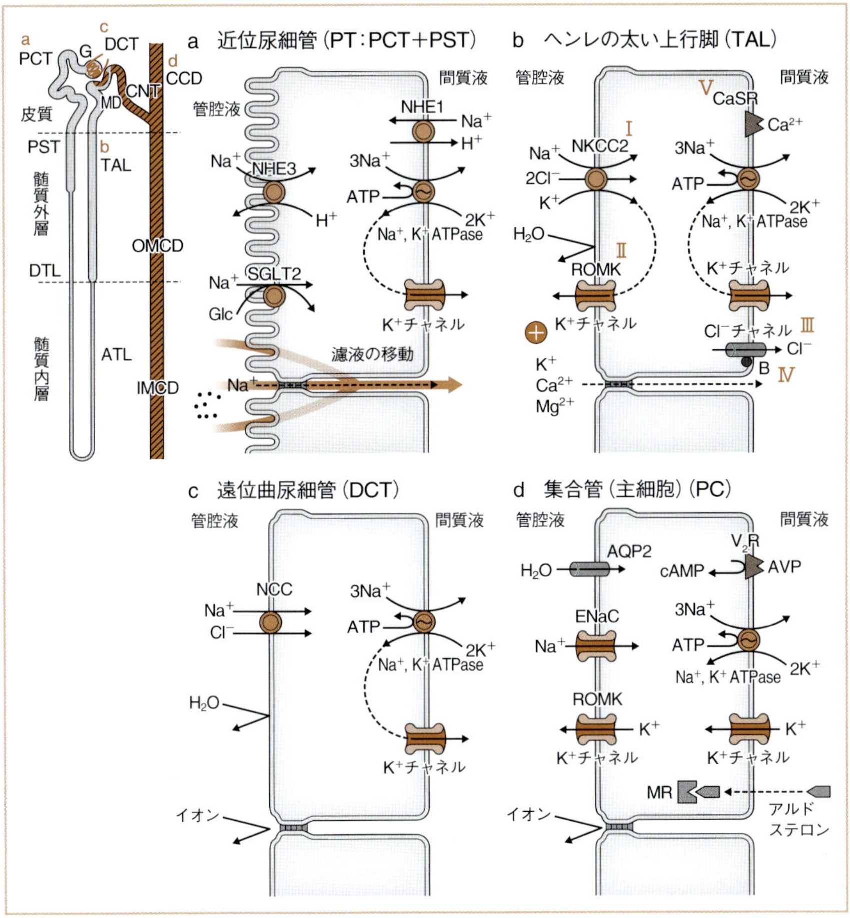

**図3 ネフロンの走向と主要セグメントのNa輸送様式（→図1）**

糸球体（G）に近接して，マクラデンサ（MD）が示されている．
a：近位尿細管（PT）のイオン・溶液輸送の模式図．管腔液下部のドットは，再吸収されなかったグルコース（浸透圧物質）を表現している．
b：太い上行脚（TAL）のイオン輸送の模式図．管腔内の⊕は，正電位を表している．膜蛋白脇のI〜Vは，Bartter症候群のタイプ別一機能蛋白異常を示す．B：Barttin（Clチャネルの調節因子）
c：遠位曲尿細管（DCT）のイオン輸送の模式図．
d：集合管－主細胞（CD-PC）のイオン・水輸送の模式図．
ASDN：アルドステロン感受性遠位ネフロン aldosterone-sensitive distal nephron（▨），SGLT：Na依存性グルコース輸送体 sodium-dependent glucose transporter，ROMK：腎髄質外層のKチャネル renal outer medullary potassium（K）channel，ENaC：上皮型Naチャネル epithelial sodium（Na）channel，AVP：アルギニン－バソプレシン arginine-vasopressin（抗利尿ホルモン）
（文献1）より引用改変）

angiotensin-aldosterone(RAA)系の制御と独立して，ほぼ一定量(2/3 GFR)の糸球体濾液を再吸収する．また，尿中に喪失すべきでないHCO$_3^-$，グルコース・アミノ酸は，濾過された量の90％，100％が近位尿細管で再吸収される(酸塩基バランスがとれている健常者の尿HCO$_3^-$の最終再吸収率は，＞99.9％)(図3a)．この濾液・溶質再吸収機構の駆動力は，側底膜のNa$^+$, K$^+$ATPase(NKA)活性である(一次性能動輸送)．Fanconi症候群の尿データ異常(糖尿・アミノ酸尿・アルカリ尿・リン酸尿)は，側底膜NKA活性の低下による[7]．

一方，肥満・糖尿病(高インスリン)，低い腎灌流血液量(局所アンジオテンシンIIの増加)，細胞外液量減少(全身血漿アンジオテンシンIIの上昇)は，近位尿細管での濾液再吸収量を増加させる(GTバランスの亢進)．この結果，ネフロン下流の流量センサー(マクラデンサ：TGF機構の起点)が，「GFR低下」と誤って感知する．このため，TGFの抑制シグナルが発信されないので，GFRが増加したままで近位尿細管での濾液再吸収量の亢進が持続する(体液量増加により浮腫・心不全)．

近位尿細管は，小腸・胆嚢上皮と同様，典型的な「leaky上皮」に属し，溶液の再吸収機序は「ほぼ等張性再吸収」である(表1，図3a)．側底膜NKAの発現量(/単位面積)はヘンレループの太い上行脚(thick ascending limbs；TAL)・遠位曲尿細管より低いが，細胞・細胞間隙の水・イオン透過性が高いので，「大量溶液輸送」が実現する[1~4]．

しかし，近位尿細管再吸収能を上回る高血糖(コントロールされていない糖尿病患者)の場合，濾液中にグルコースが残存し，「不透過な」浸透圧物質として作用する．このため，「間質から管腔への溶液の逆流が増加し」，濾液の再吸収率が低下する(高血糖→糖尿→尿量増加(多尿)→脱水・高Na血症)(図3a(管腔下部のドット))．

最近発売されたSGLT2阻害薬は，人為的に(薬理学的に)腎性糖尿をひき起こし，尿中グルコースの排泄量を増加させる(図3a)[8]．したがって，処方の際は，泌尿・生殖器感染症のケアと浸透圧利尿でひき起こされる「脱水・高Na血症」に留意しなければならない．

### b. ヘンレループの太い上行脚（TAL）

TAL のユニークさは，近位尿細管と同様「leaky 上皮」に属するが，水透過性が著しく低いことである（表 1，図 3b）．このため，大量の NaCl 輸送（K は管腔膜でリサイクル）にも関わらず水が管腔内に留まるので，濾液は低張液になる（約 100 mOsm/kgH$_2$O）．TAL の NaCl 再吸収を原動力とするヘンレループ（対向流増幅系）の働きにより，髄質間質に「NaCl＋尿素」が蓄積する（皮質髄質浸透圧勾配→尿濃縮）．

TAL のイオン輸送は，細胞経路（NaCl の能動輸送）と細胞間隙経路（管内正電位で細胞間隙を拡散するイオン（K$^+$，Ca$^{2+}$，Mg$^{2+}$）の受動輸送）で行われる．ループ利尿薬（フロセミド）（NKCC2 の競合的阻害薬）は，NaCl 再吸収を阻害して管内正電位を抑制するので，結果，K$^+$，Ca$^{2+}$，Mg$^{2+}$ の細胞間隙輸送（管腔から間質への拡散）は阻害される（図 3b）．

TAL の NaCl 輸送能が機能低下を経て機能不全に陥ると，尿量は増加し等張尿になる（慢性腎臓病（CKD）→末期腎不全）．

Bartter 症候群（Ⅰ～Ⅳ型）の患者は，"Loss-of-Function"（塩類喪失型）なので，「高レニン・高アルドステロン血症で，血圧は正常～低い」病態を呈する（表 1）[9]．

TAL（側底膜）の Ca 感知受容体 calcium sensing receptor（CaSR）[10] は，血漿 [Ca$^{2+}$] が正常域内でも，NaCl 再吸収に対して抑制性シグナルを出し，腎臓での Ca 再吸収量をコントロールしている．遺伝的 CaSR 異常（Bartter 症候群Ⅴ型，常染色体優性）は，"Gain-of-Function" で，NaCl の再吸収抑制が増強される（図 3b）[11]．この結果，TAL の Ca 輸送が抑制され（尿中 Ca 排泄量が増加），尿量が増加する（腎結石防止のための代償作用）．

残念ながら，腎結石患者の中には，このような代償作用が失われている場合があり，「食事性に尿中 Ca 排泄が増加しても，尿量が増加しない」[12]．

### c. マクラデンサ macula densa

マクラデンサは，TAL と遠位曲尿細管に挟まれた少数の細胞集団であり，TGF 機構の起点になる[1～4]．マクラデンサ管腔膜のイオン輸送体（NKCC2）・K チャネル（ROMK）は，TAL とほぼ同じ発現パターンを

示す(NKCC2のアイソフォームが異なる)[13]. 管腔膜の水透過性(AQP1発現の有無)については，はっきりした結論を見ていない.

ループ利尿薬とサイアザイド系利尿薬の効果を論じる場合，「マクラデンサより上流に(糸球体側に)位置するか下流に位置するか」が大きな問題になる. なぜなら，マクラデンサを起点とするTGF機構が，細胞外液量や糸球体濾過量を決定する重要な仕組みの一つだからである.

### d. 遠位曲尿細管 distal convoluted tubule

遠位曲尿細管の水電解質輸送特性はTALに類似している. 大きな違いは，① 管腔膜にサイアザイド感受性のNaCl共輸送体 $Na^+$-$Cl^-$ cotransporterが発現していること，② 細胞間隙の電気抵抗はTALに比べて大きいこと(tight上皮)である(表1, 図3c).

NaCl共輸送体機能低下(Loss-of-Function)は，Gitelman症候群として知られている[14]. 一方，NaCl共輸送体機能亢進(Gain-of-Function)は，Gordon症候群(pseudohypoaldosteronism type II)として知られている[15]. 遠位尿細管後半部(LDT2)には，「アルドステロン感受性のNaチャネル(epithelial $Na^+$ channel；ENaC)が発現しており」，その活性亢進がNa貯留と高血圧につながる. アルドステロン感受性遠位ネフロンaldosterone-sensitive distal nephron(ASDN)は，従来説(結合尿細管より下流)に比べより上流に拡大してきた[16].

### e. 結合尿細管 connecting tubule

結合尿細管は，皮質集合管に合流する最終セグメントである[17]. 結合尿細管を構成する細胞の種類「主細胞(PC)・間在細胞(IC)」や管腔膜の輸送体発現「ENaC(PC), $H^+$-ATPase(IC-A), Pendrin(IC-B)[18]」は，皮質集合管と基本的に同じである.

遠位部ネフロンのLDT2や結合尿細管は，「アルドステロン-MR-ENaC軸」を有し，アルドステロン依存性に濾液中からNaの再吸収を行っている(図3d). ヒトネフロンの場合，ASDNの本数が集合管の約5,000倍あることを考えると，細胞外液量調節におけるASDNの重要性が理解できる. さらに，NaCl共輸送体(遠位曲尿細管)には新しい機能的役割，「アンジオ

テンシンIIによるNaCl輸送の活性化，食餌中のKによる抑制」が期待される[19]．

### f. 皮質集合管－主細胞（PC）

ASDNにRAA系が作用すると，ENaCの発現・活性が亢進し，Na再吸収量が増加する．このNa輸送には水の再吸収が伴うので，細胞外液量が増加する（高血圧・浮腫．注：高Na血症にはならない）（図3d）．一方，濾液Naの集合管細胞内流入は起電性なので，ENaCの活性亢進は管腔内負電位を大きくし，尿中へのK分泌が増加する（低K血症）．

トリアムテレン（ENaC阻害薬；amilorideと同じ阻害効果）やエプレレノン（ミネラルコルチコイド受容体阻害薬）は，集合管上皮のNa輸送を阻害し細胞外液量の増加を抑制する．この際，管腔内負電位は小さくなる（浅くなる）ので，尿中K分泌は抑制される（高K血症）．つまるところ，遠位曲尿細管～皮質集合管にかけて広くNaCl輸送を抑制することは，細胞外液量を減少させ高血圧・心不全を予防する．

利尿薬処方の治療戦略として，「低K血症の予防と細胞外液量の減少」が求められる．「サイアザイド＋トリアムテレン」の処方が効果的であるが，日本ではこの利尿薬の組み合わせ（合剤）は発売されていない．この点に関しては，Mayo Clinic（USA）の患者向け情報サイトを閲覧していただきたい（triamterene and hydrochlorothiazide：oral route. http://www.mayoclinic.org/drugs-supplements/triamterene-and-hydrochlorothiazide-oral-route/description/drg-20071499）．

### g. 皮質集合管－B型間在細胞（IC-B）

IC-Bは，「$HCO_3^-$分泌で酸塩基バランスに貢献」と「K欠乏時のK再吸収に貢献」すると考えられてきたが，Pendrinの強制発現実験で（おそらく$Cl^-$の再吸収過剰により），高血圧が発症することが証明された[20]．しかし，実験手技の制約上「生理的でないA型間在細胞（IC-A：酸分泌細胞）にも強制発現」させていたので，Pendrin（IC-B）の本来的性質かどうかわからない．

## ● おわりに

　水電解質・細胞外液量異常をひき起こす腎尿細管の輸送体・イオンチャネルとその調節系にはまだまだ不明な点が多い．ネフロンセグメント別に，セグメントの生理的特徴，Na 輸送に関係する管腔膜機能分子をまとめたので，水電解質異常の病態モデル解析に利用して頂ければ幸甚である．

### ● 文献

1) 坂井建雄ほか：人体の正常構造と機能．V．腎・泌尿器，日本医事新報社，東京，2014
2) Despopoulos, A et al：Color Atlas of Physiology, Thieme, New York, 2003
3) Boron, WF et al：Medical Physiology, Saunders, Elsevier, Philadelphia, 2003
4) Hall, JE：Guyton and Hall Textbook of Medical Physiology, 12th ed, Saunders, Elsevier, Philadelphia, 2011
5) 河原克雅ほか：腎と透析 2014；76：819-826
6) Carlström, M et al：Physiol Rev 2015；95：405-511
7) Hall, AM et al：QJM 2014；107：261-269
8) Tahrani, AA et al：Lancet Diabetes Endocrinol 2013；1：140-151
9) Castrop, H et al：Am J Physiol 2014；307：F991-F1002
10) Toka, HR et al：Physiology (Bethesda) 2015；30：317-326
11) Hannan, FM et al：Best Pract Res Clin Endocrinol Metab 2013；27：359-371
12) Bergsland, KJ et al：Am J Physiol 2009；297：F1017-F1023
13) Castrop, H et al：Am J Physiol 2008；295：F859-F866
14) Bazúa-Valenti, S et al：Am J Physiol 2015；308：C779-C791
15) Pathare, G et al：Am J Physiol 2013；305：F1513-F1520
16) Schild, L：Biochim Biophys Acta 2010；1802：1159-1165
17) Christensen, BM et al：J Am Soc Nephrol 2010；21：1942-1951
18) Wall, SM et al：Annu Rev Physiol 2015；77：363-378
19) Moes, AD et al：Pflügers Arch 2014；466：107-118
20) Jacques, T et al：J Am Soc Nephrol 2013；24：1104-1113

〈河原克雅・下浜孝郎〉

## II 腎臓の体液管理メカニズム－心不全管理にどう関わるか－

# 2 腎が体液調節を司る際の修飾因子
－心不全時に着目して－
## a. 腎低灌流

**POINT**
1. 心不全ではしばしばNa貯留と腎機能障害を呈し，そのメカニズムに腎循環の低灌流と腎うっ血がある．
2. 腎臓は特異な血管構造と機能により常に低酸素であり，血圧と体液を調節している．
3. 腎髄質循環は自動調節能が弱く，血圧や体液量により変化する．腎髄質血流の変化により圧や体液量を感知し，Naと水を排泄する．
4. 心不全では腎髄質の低灌流により圧(Na)利尿機序が障害される．
5. 腎髄質循環においては腎うっ血も低灌流を助長し，心不全の病態における体液貯留および腎障害に関与している．

## ●はじめに

　心不全の病態においてはしばしば体液貯留と腎障害がみられる．腎障害の進行による慢性腎臓病の発症は心血管病のみならず，総死亡が高まる．腎臓の機能には老廃物の排泄や体液調節の他，酸塩基平衡電解質調節，赤血球量の維持，骨の維持，栄養の調節などさまざまな機能があり，そのために腎機能の低下は予後を規定していると考えられている．一方，血圧や体液量は腎機能の独立した予後規定因子でもあることから，心臓と腎臓はそれぞれ機能的連関がある．この心腎連関に対する詳細なメカニズムは依然不明な部分が多いが，その中で腎臓に対して低灌流と腎うっ血がある．腎臓は複雑な血管構造を持っているため，常に低酸素の環境下でその機能を担っている．心不全においても病態生理学的に特異な循環動態を呈し，低酸素になりやすい．この複雑な循環動態により腎臓は圧と体液量を感知しNa利尿を行っている[1]．したがって，低灌流は腎でのNa利尿や酸素代謝に影響を与える．腎うっ血に関しては他稿に委ねて，本稿では心不全における腎での低灌流を中心に考察する．

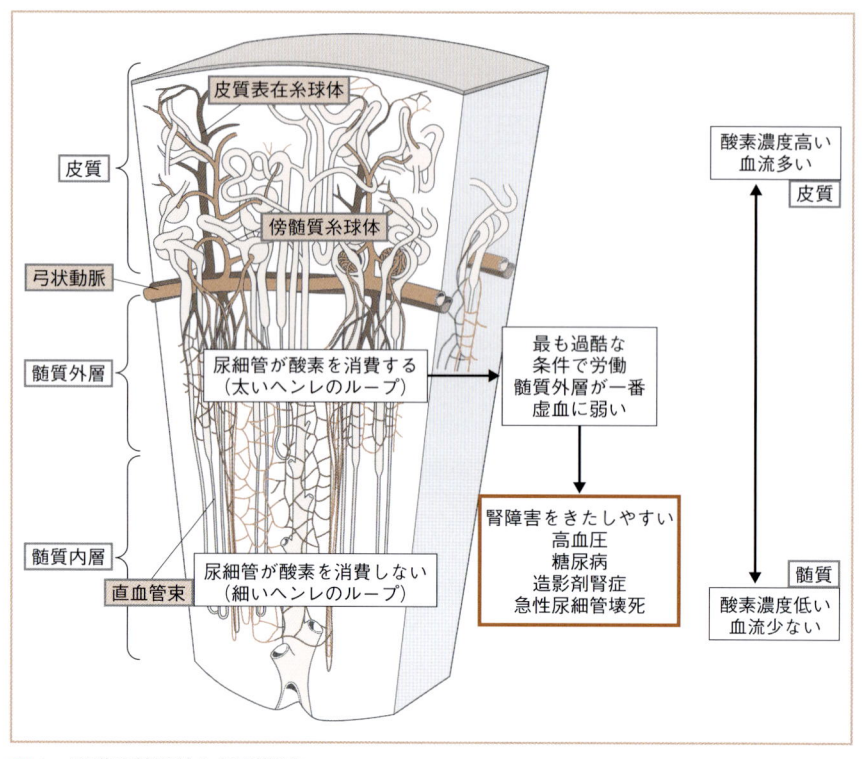

**図1 腎臓の特異的な解剖構造**
傍髄質ネフロンの尿細管は直血管と並走し，髄質内層でループを形成している．この解剖学的特徴により腎髄質は血流が少なく，カウンターカレントメカニズムにより常に低酸素である．髄質内層の尿細管や集合管はあまり酸素を必要としないのに対し，髄質外層は酸素を消費したNaの再吸収を行っている．そのため，腎髄質血流と酸素消費のアンバランスが生じると髄質外層で虚血に陥りやすい．

## 1 腎臓は常に低酸素

　　　　腎臓は図1に示すような特異な血管構造を有している．その中で腎髄質循環はその他の部位と異なる．腎髄質血流は総腎血流や皮質血流に比べ10分の1未満であり，非常に少ない．さらに腎髄質においては動脈と静脈が並走し，いわゆるカウンターカレントメカニズムとして動脈から静脈に向けて酸素が奪われる．そのため，腎髄質内層の先端では酸素

分圧が10～20 mmHg程度と非常に低いのが特徴である[1]．さらに腎髄質内層に多い集合管やヘンレのループの細い部分は受動輸送によりあまり酸素を使う輸送がないため，低酸素であっても酸素消費が少ないため，酸素に強い．一方，腎髄質外層に存在する近位尿細管やヘンレの上行脚の太い部分はミトコンドリアが豊富に存在し，能動的な電解質輸送を行うため，酸素を常に消費している．例えば腎髄質外層のヘンレのループの太い上行脚ではミトコンドリアでの酸素代謝によりATPを生成し，Na-K ATPaseポンプによるNaの汲み出しを行っている．その力によりNa-K-2Cl共役輸送体を動かし，Naの再吸収を行っている．そのため，低灌流により，腎髄質血流が低下したり，過剰食塩摂取といったNa再吸収の増加が起きるとこの部位の低酸素を助長し虚血に陥る（図1）．Dahl食塩感受性高血圧ラットにおける心腎不全の病態において早期からこの部位で傷害を受ける[2,3]．

## 2 腎髄質循環は血圧や体液量の影響を受けやすい

　総腎血流や糸球体濾過量は生理的な血圧の範囲においては一定になるように自動調節されている．しかしながら，この生理的血圧範囲で総腎血流や糸球体濾過が変動していないにも関わらず，血圧の上昇とともにNa排泄量は増加する．これはいわゆる体液量を調節するための圧利尿機序であり，長期的な体液量や血圧の維持には必須の機能である[2]．総腎血流や糸球体濾過量が変わらない中でも腎臓は腎髄質循環で血圧を感知し，Na排泄を行っていると考えられている．腎髄質循環は血圧および体液量の調節に重要な役割をしている[1,2,4~6]．総腎血流や皮質血流は腎灌流圧に対して自動調節されており，変動が少ないが，腎髄質血流は外層，内層ともに腎灌流圧の上昇に伴い増加し，逆に腎灌流圧が低下すると減少する[1,5,6]．このように腎髄質循環は血圧の影響を強く受け，後述のようなNa排泄を促し，圧（Na）利尿を担っている．

## 3 心不全と体液因子

　心不全では心拍出量の低下により頸動脈などの圧受容体を介し，バソプレシンやカテコラミンが分泌される．バソプレシンの分泌は浸透圧性

の分泌よりも強く，低浸透圧性の低Na血症においても十分に抑制されず，不当にバソプレシンが分泌されるため，低Na血症になりやすい．さらに，腎灌流の低下によりレニン・アンジオテンシン系が賦活する．また，ループ利尿薬などの治療によってもこれらの体液因子はさらに賦活される．これらの体液調節因子はいずれも血管収縮性の体液因子であり，これらの賦活は臓器の低灌流に拍車をかけ，虚血および臓器障害につながりうる．

## 4 腎髄質血流によるNa調節

　腎髄質血流は心不全で賦活されるバソプレシン，カテコラミンおよびレニン・アンジオテンシン系により調節を受ける．腎髄質血流は傍髄質糸球体の輸出細動脈からつながる腎髄質の直血管で調節を受けている．直血管は平滑筋をもたない網細血管であり，代わりにペリサイトが血管周囲を包み込み，アンジオテンシンⅡなどで収縮する能力がある[2,7]．そのため，血圧が上昇しない量のバソプレシン，カテコラミンおよびアンジオテンシンⅡを麻酔したラットに急性静脈内投与すると皮質血流や糸球体濾過は変わらずに，腎髄質血流だけが低下する．心腎不全のモデルであるDahl食塩感受性高血圧ラットでは食塩を負荷すると皮質血流は変わらずに腎髄質血流が減少しNa排泄が低下し血圧が上昇する．ところがこのラットの腎髄質にL-アルギニンを投与し一酸化窒素（NO）を増やすと同じように食塩を負荷しても腎髄質血流は維持され，血圧も上がらない[8]．したがって腎髄質血流はNOによって皮質血流とは独立し調節される．さらにラットの腎髄質にsuperoxide dismutaseを阻害し活性酸素を増加させるdiethyldithiocarbamate（DETC）を注入すると腎髄質血流は減少し血圧が上昇する[9,10]．このように腎髄質血流はフリーラジカルによって調節されている．これらの活性酸素やNOはアンジオテンシンⅡやNaの再吸収により腎髄質の尿細管で産生され，周囲の直血管に拡散し，図2に示すようにDahl食塩感受性高血圧ラットでは直血管の収縮により腎髄質血流が減少することが示されている[11〜15]．腎髄質血流の低下は尿細管でのNa再吸収を阻害する．

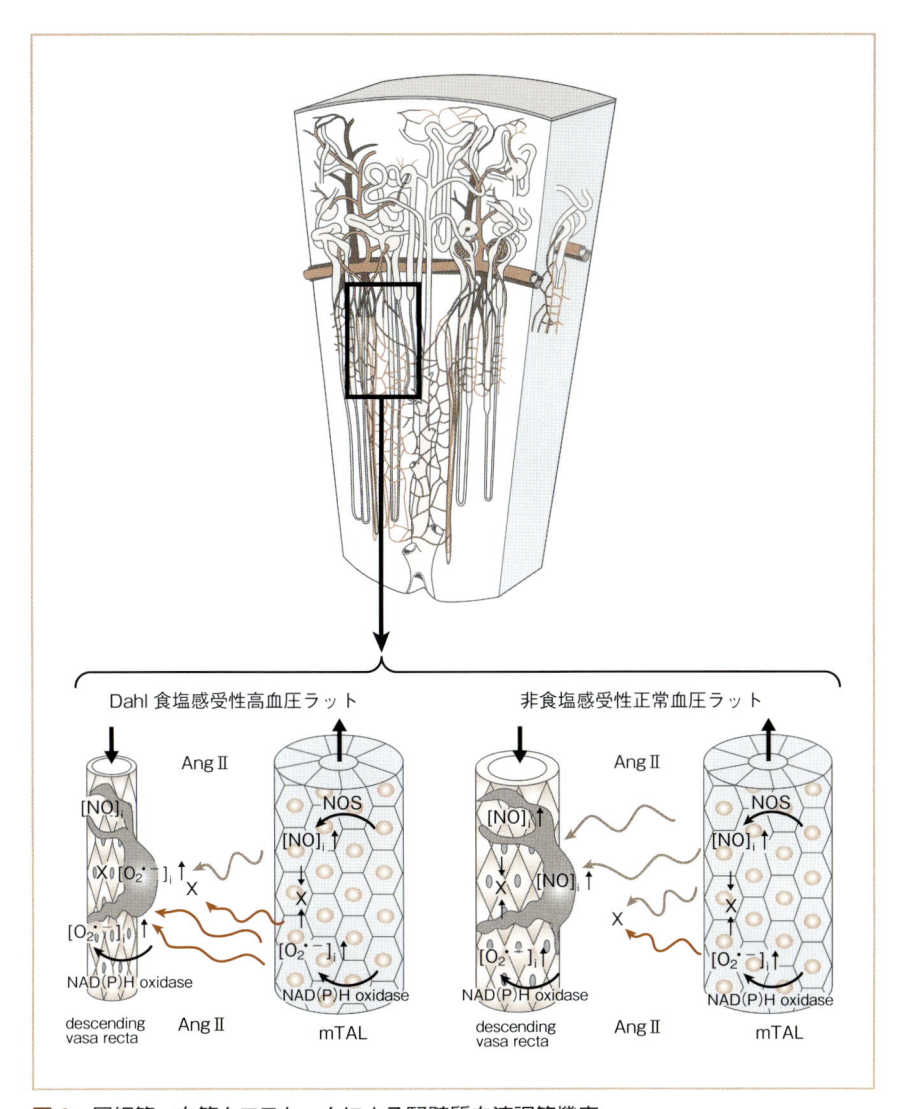

2　腎が体液調節を司る際の修飾因子－心不全時に着目して－　a．腎低灌流　●　39

**図2　尿細管－血管クロストークによる腎髄質血流調節機序－**
正常のラットではアンジオテンシンⅡ（Ang Ⅱ）によりヘンレのループの太い上行脚から直血管に NO が拡散し，腎髄質血流の減少を防いでいる．一方，Dahl 食塩感受性高血圧ラットではアンジオテンシンⅡにより活性酸素が優位に産生され，NO の拡散が抑制されることにより，腎髄質血流が減少する．

## 5 低灌流と腎うっ血

　心不全では心拍出量の低下により，腎動脈からの低灌流があるが，心不全の病態では下大静脈圧の上昇により，腎うっ血を生じる．低灌流と腎うっ血との関係はどのように関わっているのであろうか．下大静脈圧が上昇すると，腎静脈圧は上昇し，いわゆる腎うっ血の状態になる[16]．腎臓は被膜に包まれていることから，腎静脈圧が上昇すると，腎内の間質圧は上昇する．図3に示すように，腎間質には川が流れており，集合管などの水の再吸収が上流となり，腎髄質から皮質に向かって流れ，皮質の静脈にそそぐ．腎髄質の尿細管や直血管は水の中に浮いているように存在しているため，間質圧の上昇によりこれらは圧排される．尿細管の圧排は尿管腔を狭めるため，糸球体濾過の低下につながる．一方，直血管の圧排は髄質血流が減少する．心不全の病態において腎髄質血流の減少は$Na$再吸収を増やす他，レニン・アンジオテンシン系の亢進，カテコラミンおよびバソプレシンの上昇はヘンレのループの太い上行脚での$Na\text{-}K\text{-}2Cl$共役輸送体や$Na\text{-}K\ ATPase$の活性を促進するため，酸素消費も増やし，低酸素は助長され，腎障害につながる．このように腎うっ血は腎の低灌流にも拍車をかけ，体液貯留と腎障害をもたらし，心腎連関の悪循環に陥る．したがって心不全では利尿薬の投与により体液量を減らし，腎うっ血の解除が有用であると考えられる．従来ループ利尿薬では強い利尿作用により体液量を減らし，腎うっ血を解除しうる．しかしながら，レニン・アンジオテンシン系，カテコラミンおよびバソプレシンのさらなる賦活などとともに，血圧と総腎血流の低下作用があるため[16]，腎髄質血流の減少により，低灌流の改善効果は必ずしも強くない可能性がある．近年我が国において使用が可能になった$V_2$受容体拮抗薬であるトルバプタンは，ループ利尿薬と同様に体液量の是正による腎うっ血の解除の他，集合管の水の再吸収抑制によっても間質流の上流をせき止め，間質圧の是正に働くため，腎うっ血を解除できる可能性がある．その他，レニン・アンジオテンシン系，カテコラミンおよびバソプレシンの賦活が少なく，血圧や腎血流も低下しにくい[17,18]．腎髄質血流の保持により，低灌流の改善による腎保護効果が期待できる．このような$V_2$受

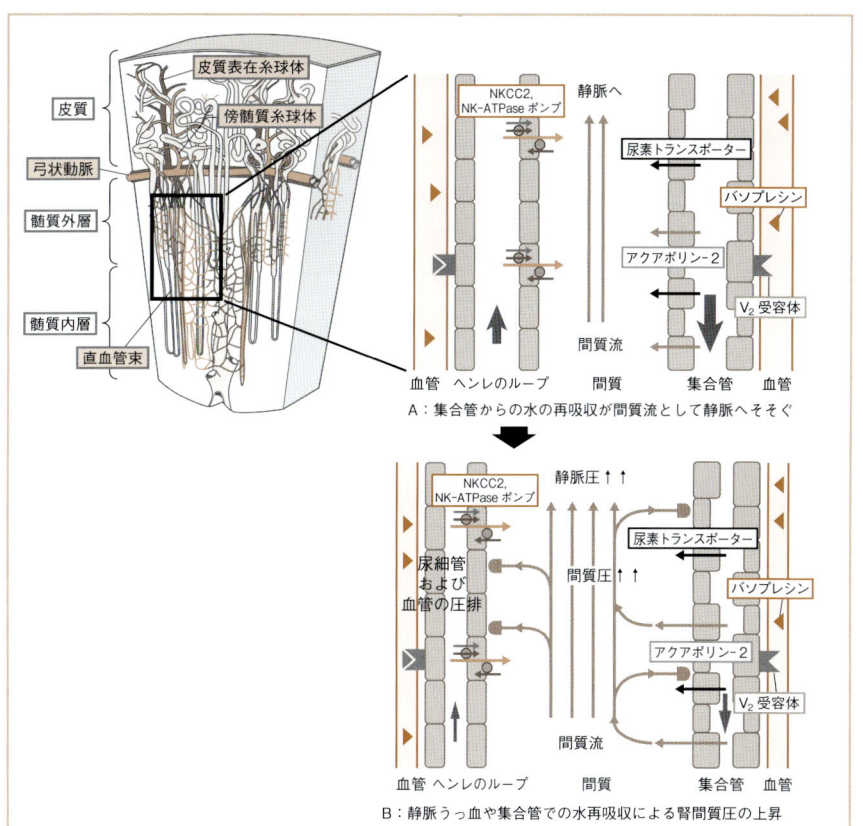

心不全で下大静脈圧の上昇は腎静脈圧の上昇により腎うっ血となる．腎髄質から皮質に向かって間質流が流れているため，腎うっ血が生じると間質圧が上昇し尿細管および直血管は圧排される．$V_2$受容体拮抗薬であるトルバプタンは下大静脈圧の是正と水の再吸収抑制により，間質流の上流と下流をせき止め，腎間質圧を是正できる可能性がある．これにより尿細管と血管の圧排は解除され，腎うっ血と低灌流が是正される．

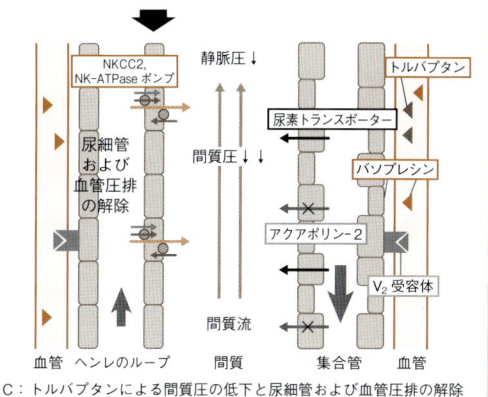

A：集合管からの水の再吸収が間質流として静脈へそそぐ

B：静脈うっ血や集合管での水再吸収による腎間質圧の上昇

C：トルバプタンによる間質圧の低下と尿細管および血管圧排の解除

図3　腎うっ血における腎間質圧上昇を介した低灌流メカニズムと$V_2$受容体拮抗薬のトルバプタンの効果

容体拮抗薬の機序は十分には解明されておらず，今後基礎および臨床研究で証明されていく必要がある．

## ● おわりに

　心不全では臓器の低灌流があり，腎臓では腎髄質循環が影響を受けやすい．腎髄質循環の低下が体液貯留や腎障害につながり，心腎連関の悪循環につながっている．近年着目されている腎うっ血もまた低灌流につながることから，心不全では低灌流と腎うっ血ともに意識した治療が悪循環の是正には重要であると考えられる．$V_2$受容体拮抗薬であるトルバプタンは低灌流と腎うっ血ともに改善しうる薬剤であり，心不全による心腎連関の悪循環を是正しやすい点で優位性がある．しかしながら，Na排泄能力や酸素消費抑制効果に関してはループ利尿薬には及ばない可能性があることから，ループ利尿薬と$V_2$受容体拮抗薬の併用により，Na利尿と水利尿を考慮した用量調節が望ましいと考えられる．

● 文献
1) Cowley, AW Jr：Physiol Rev 1992；72：231-300
2) Cowley, AW Jr et al：Am J Physiol Regul Integr Comp Physiol 2003；284：R1355-R1369
3) Mori, T et al：J Am Soc Nephrol 2008；19：1472-1482
4) Cowley, AW Jr et al：JAMA 1996；275：1581-1589
5) Cowley, AW Jr et al：J Hypertens Suppl 1992；10：S187-S193
6) Cowley, AW Jr et al：Hypertension 1995；25（4 Pt 2）：663-673
7) Park, F et al：Am J Physiol 1997；273（5 Pt 2）：R1742-R1748
8) Miyata, N et al：Hypertension 1999；33（1 Pt 2）：446-450
9) Zou, AP et al：Hypertension 2001；37（2 Part 2）：547-553
10) Makino, A et al：Hypertension 2002；39（2 Pt 2）：667-672
11) Dickhout, JG et al：Circ Res 2002；91：487-493
12) Mori, T et al：J Pharmacol Sci 2006；100：2-8
13) Mori, T et al：Hypertension 2007；49：1336-1341
14) Mori, T et al：Hypertension 2003；42：588-593
15) Ohsaki, Y et al：Am J Physiol Renal Physiol 2012；302：F95-F102
16) Ross, EA：J Card Fail 2012；18：930-938
17) Costello-Boerrigter, LC et al：Am J Physiol Renal Physiol 2006；290：F273-F278
18) Matsuzaki, M et al：Cardiovasc Drugs Ther 2011；25 Suppl 1：S33-S45

（森　建文・伊藤貞嘉）

## II 腎臓の体液管理メカニズム―心不全管理にどう関わるか―

# 2 腎が体液調節を司る際の修飾因子
―心不全時に着目して―
## b. 腎うっ血

**POINT**
1. うっ血性心不全に伴う腎障害には腎うっ血が重要な役割を担っており，急性うっ血性心不全では体液除去量が少ないほど腎機能悪化のリスクが高くなる．
2. 腎うっ血による腎障害の機序は，血行力学的変化，レニン・アンジオテンシン・アルドステロン系の亢進，交感神経系の亢進，ナトリウム利尿ペプチド，腎尿細管間質の線維化などが複雑に関与している．
3. 腎うっ血と腎血流量低下の両者が，心不全に伴う腎障害に重要である．

## ● はじめに

腎静脈圧は中心静脈圧 central venous pressure（CVP）や腹腔内静脈圧と相関するため，うっ血性心不全ではこの腎静脈圧が上昇している（腎うっ血）．近年の臨床試験において CVP や腹腔内静脈圧が腎障害発症のリスクになることが相次いで報告され，心不全における腎うっ血の重要性が注目されている．

### 1 心拍出量の低下のみが心不全時の腎機能低下の要因ではない

心不全の治療中に腎機能の悪化（worsening renal function；WRF）をきたした場合，予後は不良である．これまで心不全患者の WRF は心拍出量の低下や利尿薬による血管内 volume の低下による腎虚血が主な原因と考えられてきた．すなわち心拍出量低下により動脈圧が低下すると，腎血流の低下が糸球体傍装置からのレニン分泌を促進しレニン・アンジオテンシン・アルドステロン系が活性化，Na・体液貯留をきたし，輸入細動脈収縮による糸球体濾過量 glomerular filtration rate（GFR）の低下につながるという考えである．確かに心不全治療において心拍出量を増大させると，一時的に尿量が増加し腎機能が回復することはしばし

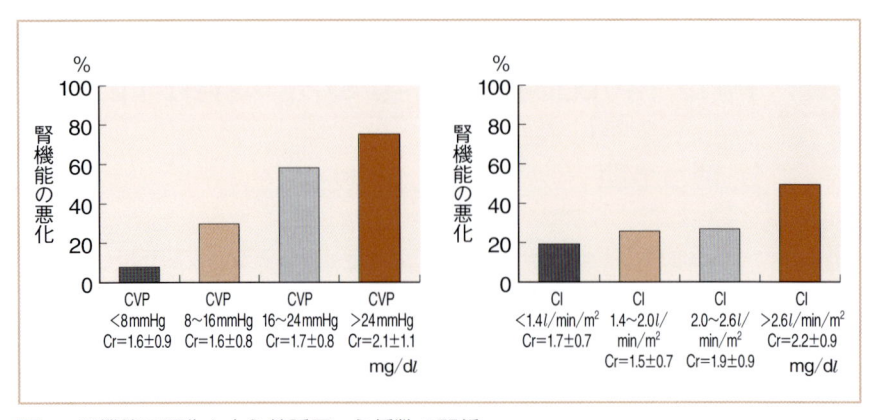

**図1 腎機能の悪化と中心静脈圧，心係数の関係**
急性うっ血性心不全では中心静脈圧のみが腎機能悪化に関与する．
CI：心係数，Cr：血清クレアチニン値，CVP：中心静脈圧
（文献2）より引用改変）

ば経験するが，2000年代後半の臨床試験の結果により心拍出量の改善のみでは腎機能や予後は改善しないことがわかってきた．Nohriaらは433人の急性うっ血性心不全患者において心係数と腎機能の関連を検討したところ，入院時の心係数と腎機能に相関はなく，心係数の改善が腎機能の改善や死亡または再入院の抑制につながらないことを報告している[1]．

## ❷ 心不全における腎障害には腎うっ血の関与が強い

ここ数年で心不全時の腎障害に関与するもう一つの重要な因子として，腎うっ血が注目されている．Mullensらは145人の急性うっ血性心不全患者においてCVP，心係数，収縮期血圧，肺動脈楔入圧のそれぞれとWRF発症の関与を検討した（図1）[2]．CVPが高い群ではWRFの発症が多かったが，心係数や収縮期血圧，肺動脈楔入圧はWRFと関連しなかった．Dammanらは2,557人の心不全および非心不全を含む慢性心疾患の患者においてCVPとGFRの関係を検討している．これによるとCVPが6 mmHgまでの低い状態ではCVPが高くなるにつれてGFRも高くなるが，CVPが6 mmHgを超えるとGFRは低下する（図2a）．

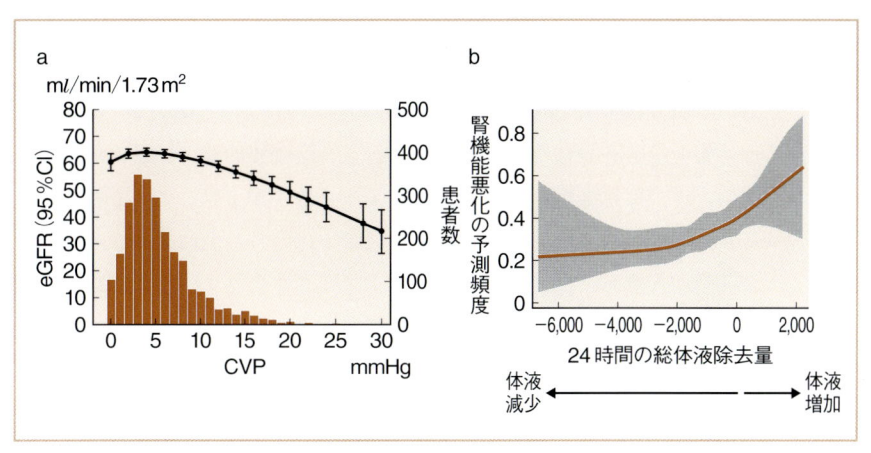

**図2 腎機能と中心静脈圧，体液除去量の関係**
a：中心静脈圧（CVP）が 6 mmHg までの低い状態では CVP が高くなるにつれて糸球体濾過量（GFR）も高くなるが，CVP が 6 mmHg を超えると GFR は低下する．（文献 3）より引用改変）
b：急性うっ血性心不全患者において，24 時間の総体液除去量が不十分なほど腎機能悪化のリスクが高い．（文献 4）より引用改変）

さらに CVP が高いと生存率が低下することを報告した[3]．また Aronson らは 475 人の急性うっ血性心不全患者において，24 時間の総体液除去量が不十分なほど WRF 発症が多いことを報告している（**図2b**）[4]．これらの試験結果から心不全治療中の WRF の主要な原因として，これまで考えられてきた腎虚血ではなく腎うっ血が重要であるとの考えが広まった．

## ③ 腎うっ血が腎障害をひき起こすメカニズム

腎うっ血による腎障害の機序は腎血行動態の変化やレニン・アンジオテンシン・アルドステロン系の活性化，交感神経系の活性化，ナトリウム利尿ペプチド，腎の構造的変化などが複雑に関与していると考えられている[5]．動物実験では，体液貯留のない状態で腎静脈圧を上昇させても腎血流量は低下しないが，体液貯留のある状態で腎静脈圧を上昇させると腎間質圧が上昇し Na 排泄が低下，腎血流量および GFR が低下する．また腎静脈圧の上昇は，腎内（局所）および全身のアンジオテンシン

IIを亢進し，これが交感神経系を亢進させ，さらなる腎障害へとつながる．当教室の田中らは，腎機能障害を有する慢性心不全患者の剖検例において腎組織を検討し，糸球体のサイズや動脈硬化病変は健常コントロールと比較し有意な差がないのに対し，尿細管間質の線維化や浮腫が強いこと，尿細管間質の酸化ストレスマーカーが上昇していることを明らかにした[6]．すなわち慢性心不全患者では腎うっ血により尿細管間質の浮腫が亢進し，低酸素や酸化ストレス亢進を介して尿細管間質の線維化をひき起こす．また慢性心不全患者ではKIM-1やNGALなどの腎尿細管障害マーカーが上昇しており，これらがWRFの発症や心血管イベントと相関するという報告もある．

## 4 腎うっ血と腎血流量低下の両方が重要

このように心不全に伴う腎障害の原因として腎うっ血が注目を集める一方で，腎うっ血のみが腎障害の原因ではないとする試験結果も報告されている．Uthoffらは140人の急性うっ血性心不全患者において収縮期血圧110 mmHg未満かつCVP 15 cmH$_2$O以上の群ではWRF発症の頻度が高いのに対し，収縮期血圧110 mmHg以上の場合はCVPとWRF発症には関連がないことを示した[7]．また急性うっ血性心不全に対する血管拡張薬relaxinの効果を検討したPre-RELAX-AHF studyのサブ解析ではWRF発症頻度と48時間後の血圧低下の程度が有意な相関を示した（図3a）[8]．これは急性うっ血性心不全の治療において腎血流量の低下が腎障害の発症に重要であることを意味する．さらにDammanらは51人の肺高血圧患者において腎血流量と右房圧の高低により4群に分け，腎血流量低値かつ右房圧高値の群で有意に腎機能が低いことを示した（図3b）[9]．これらの試験結果から，うっ血性心不全では腎うっ血と腎血流量低下の双方が腎障害の原因として重要であると考えられる．

## おわりに

近年の臨床試験の結果から，うっ血性心不全に伴う腎障害に関して腎うっ血が重要な役割を果たしていることが明らかとなった．一方で腎血流量の低下もうっ血性心不全において腎機能障害に強く関与する．これ

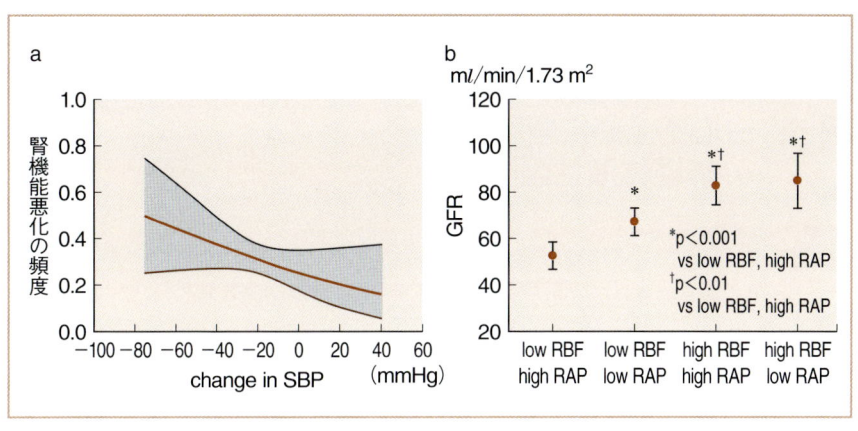

**図3　腎機能と血圧，血流量の関係**
a：腎機能悪化の頻度と48時間後の血圧低下度が有意に相関する．（文献8）より引用改変）
SBP：収縮期血圧
b：腎血流量が低くかつ右房圧が高い群では有意に腎機能が低い．（文献9）より引用改変）
RAP：右室圧，RBF：腎血流量，GFR：糸球体濾過量

らを踏まえるとうっ血性心不全の治療においては，血圧を維持しながら十分な体液除去を行い，腎うっ血を解除することが腎障害の抑制に重要であると考えられる．

● 文献
1）Nohria, A et al：J Am Coll Cardiol 2008；51：1268-1274
2）Mullens, W et al：J Am Coll Cardiol 2009；53：589-596
3）Damman, K et al：J Am Coll Cardiol 2009；53：582-588
4）Aronson, D et al：Eur J Heart Fail 2013；15：637-643
5）Testani, JM et al：Eur J Heart Fail 2013；15：599-601
6）Tanaka, M et al：Intern Med 2011；50：2877-2887
7）Uthoff, H et al：Eur J Heart Fail 2011；13：432-439
8）Voors, AA et al：EurJ Heart Fail 2011；13：961-967
9）Damman, K et al：Eur J Heart Fail 2007；9：872-888

（茂庭仁人・吉田英昭）

## 2 腎が体液調節を司る際の修飾因子
－心不全時に着目して－
### c. 神経体液性因子

**POINT**
1. 心不全では代償機構として神経体液性因子の働きが活性化する．
2. 神経体液性因子は腎臓に作用して体液量を調節する．
3. 慢性的な神経体液性因子の活性化は，心不全の病態を悪化させる．
4. 心不全での腎臓機能の変化を正しく理解する必要がある．

● はじめに

　　心不全ではさまざまな神経体液性因子が活性化され，心機能障害を代償するように作用する．交感神経やレニン・アンジオテンシン renin-angiotensin（RA）系などの神経体液性因子亢進により血管・心筋の収縮力が増加し，血圧・心拍出量が維持される．これに加え，さまざまな神経体液性因子が腎臓に作用して体液量を調節する．しかし，神経体液性因子の活性化が長期間続くと，体液過剰により心臓への負荷や仕事量の増大し，心不全がさらに悪化する．本稿では，心不全において神経体液性因子が直接生じる腎臓での機能変化のうち，代表的なものに絞って概説する．心不全に伴って間接的に影響を及ぼす因子（サイトカイン，酸化ストレス，一酸化窒素，asymmetrical dimethylarginine；ADMA，他）については他稿に譲る．

### 1 RA系の腎作用[1]

　　心不全ではさまざまな機序を介して，腎臓RA系を活性化する．心機能低下に伴う虚血，交感神経活性化による$\beta$受容体刺激，ナトリウム利尿ペプチドの作用低下などによるレニン分泌の増加などが代表的なものであるが，それぞれの詳細については後述する．腎臓のRA系が活性化されてアンジオテンシンIIの産生が亢進すると，腎血管収縮や近位尿細管におけるナトリウムの再吸収増加などが生じる．ここで重要なこと

は，心不全の病態において腎臓のRA系が局所的に活性化される場合でも，必ずしも全身のRA系は活性化されていないということである．そのため，血中のレニン活性などを測定しても，腎臓でのRA系活性を予測することは難しい．一方，心不全が悪化して全身のRA系までもが活性化されるような病態になると，副腎のアンジオテンシンⅡ受容体を介してアルドステロンが産生され，遠位尿細管や集合管のミネラルコルチコイド受容体に作用して，ナトリウムの再吸収が増加する．

## 2 交感神経[2]

心不全では動脈圧受容体反射と心肺圧受容体反射の異常により，交感神経が活性化されると考えられているが，心機能低下そのものが交感神経を活性化することや，副腎におけるG蛋白質共役型キナーゼ2（GRK2）の発現増加と活性亢進によってカテコラミンの異常分泌を生じることも報告されている．

いずれにせよ，心不全では遠心性に腎交感神経も活性化され，糸球体輸入細動脈と輸出細動脈に分布する交感神経終末からのカテコラミンの分泌につながり，腎血流の低下を招く．輸入細動脈を優先的に収縮する神経と両方を収縮する神経の存在によって，輸入細動脈の血管収縮作用のほうが輸出細動脈よりも強く現れることから，交感神経の活性化は糸球体濾過量の低下を招くと考えられる．一方，腎神経の活性化は，尿細管の$\alpha_1$受容体，$\beta_2$受容体の活性化を介し，ナトリウム再吸収を増加させる．

心不全では腎交感神経が活性化しており，体内へのナトリウム貯留が生じているが，これがRA系阻害薬によって正常化する．すなわち，腎交感神経活動の活性化は腎内RA系の活性化につながり，それがナトリウム貯留を生じるのではないかと示唆されている．腎交感神経の活性化は$\beta$受容体を刺激してレニン分泌を増加させるが，慢性心機能低下が交感神経活性化を介して近位尿細管細胞でのアンジオテンシノーゲンの発現を亢進することも報告されており，交感神経活性化は，いくつかのメカニズムを介して腎内RA系を活性化し，体液を貯留する．

## 3 ナトリウム利尿ペプチドの腎臓作用[3,4]

　　ナトリウム利尿ペプチドのうち，主として心房で産生される心房性ナトリウム利尿ペプチドatrial natriuretic peptide(ANP)と心筋で産生される脳性（B型）ナトリウム利尿ペプチドbrain [B-type] natriuretic peptide (BNP) は，ともにguanylyl cyclase-A (GC-A) に結合し，cGMPをセカンドメッセンジャーとしての生理機能を有する．

　　ANPは腎細動脈血管平滑筋のGC-Aに結合し，糸球体血流と糸球体濾過量を増加させて強い利尿作用を生じる．また，ANPは直血管を拡張して腎髄質血流を増加させ，髄質のナトリウムイオンと尿素の濃度勾配を減少させることにより，長ループネフロンでのナトリウムイオンと水の再吸収抑制を生じる．さらに，ANPは腎臓のさまざまな尿細管部位のGC-Aに作用してナトリウム利尿を生じる．なお，BNPはANPと同程度の利尿作用を生じることから，上記と同様の作用しているものと推測される．一般的に両者の産生は心不全で亢進するが，腎臓での作用はむしろ減弱しているとされている．これは，腎臓でのクリアランス受容体が増加する，GC-Aの機能が低下するなどの理由が考えられている．

　　ANPはレニン分泌を抑制するが，傍糸球体細胞のGC-A活性化による作用かどうかについては意見が分かれている．また，ANPは近位尿細管におけるアンジオテンシンIIの受容体を介したナトリウム再吸収を抑制する．これに対して，ANPは副腎皮質のGC-Aに直接作用して，アルドステロン分泌を抑制する．

## 4 バソプレシンの腎作用[5]

　　バソプレシンは腎血管平滑筋の$V_{1a}$受容体に作用して収縮を生じ，集合管の$V_2$受容体に作用してアデニル酸シクラーゼ−cAMP系を活性化し，水チャネルであるアクアポリン2を管腔側細胞膜へ移動させる．その結果，膜の水透過性が高まり，水の再吸収が促進されて体液量が増大する．下垂体後葉から分泌されるバソプレシンは血漿浸透圧の上昇によって増加するが，心不全ではこの反応が亢進している．一方，バソプレシンは，脳内アンジオテンシンIIや交感神経刺激によっても分泌亢進

することも報告されており，心不全でもこれが生じている可能性がある．実際，心不全では低ナトリウム血漿や血漿浸透圧の低下を伴わなくても血漿バソプレシンの増加がしばしばみられることから，バソプレシンによる体液の貯留が進んでいるものと考えられる．さらに，ノルアドレナリンやアンジオテンシンⅡによる（バソプレシンを介さない）アクアポリン2の管腔側細胞膜への移動も報告されており，今後心不全での病態における検討が必要である．

● 文献
1) Kobori, H et al：Pharmacol Rev 2007；59：251-287
2) 藤澤良秀ほか：腎・高血圧の最新治療 2014；6：7-11
3) 藤澤良秀ほか：医学のあゆみ 2012；40：958-961
4) 今井　正ほか：蛋・核・酵 1988；33：2476-2489
5) Wilson, JL et al：Clin Exp Nephrol 2013；17：751-764

（西山　成）

# 2 腎が体液調節を司る際の修飾因子
## －心不全時に着目して－
### d. comorbidity

**POINT**
1. 心不全は貧血をもたらし，貧血は腎障害の増悪因子となる．
2. エリスロポエチン補充によるHb値13 g/dl以上への正常化は，心不全および腎不全いずれの予後も改善せず，至適目標値についてのエビデンスは確立されていない．
3. 炎症も心不全および腎不全の増悪因子となる．
4. 心不全および腎不全の予後を改善させる抗炎症治療薬はまだ存在しない．

## ● はじめに

　　心不全により惹起される腎障害は，RoncoらによりCRS（cardiorenal syndrome）type 1（急性心不全に伴う急性腎障害）またはtype 2（慢性心不全に伴う慢性腎臓病）と定義されている[1]．その病態は，単なる心不全による血行動態の異常だけでは説明できず，いくつかのメカニズムが提唱されている（表1）[2]．

　　レニン・アンジオテンシン・アルドステロン系や交感神経系の亢進といった神経体液性因子の関与はその主役であり詳細は他稿に譲るが，本稿ではそれ以外の要因として，心不全における貧血および炎症の腎機能への影響について概説する．

## 1 心腎症候群と貧血

### a. 心不全は貧血をひき起こすのか

　　心不全と慢性腎臓病および貧血は高頻度に合併するだけでなく，互いに危険因子となって悪循環を形成している可能性が指摘され，心腎貧血症候群という概念が提唱されている．

　　心不全において，体液過剰による希釈性貧血や合併した腎障害に伴う

表1 心腎連関に関与するメカニズム

| メカニズム | 心不全における腎障害の原因 | CKDにおける心機能低下の原因 |
| --- | --- | --- |
| 血行動態の異常：腎血流低下と腎うっ血 | +++ | + |
| 神経体液性因子の活性化：<br>交感神経系とレニン・アンジオテンシン・アルドステロン系 | +++ | +++ |
| 炎症の活性化と酸化ストレス | +++ | +++ |
| 凝固線溶系の異常 | 0 | +++ |
| 血管石灰化 | 0 | +++ |
| 貧血 | + | +++ |
| 心不全の利尿薬治療 | +++/+ | 0 |

＋：多少関係あり，＋＋：関係あり，＋＋＋：大いに関係あり，0：明らかな関係なし

(文献2)より引用改変)

腎性貧血をきたしうることは想像に難くないが，それ以外に直接貧血をひき起こしうる要因はあるのであろうか．

慢性心不全では，腎機能障害合併の有無にかかわらずエリスロポエチン血中濃度は正常かむしろ増加傾向にあることから，骨髄におけるエリスロポエチン反応性が低下していることが示唆される[3]．その原因として，後述する心不全における炎症性サイトカインの増加，栄養状態の悪化や骨髄低灌流が考えられている．また，慢性心不全の治療によく用いられるアンジオテンシン変換酵素阻害薬には造血抑制作用があることが知られており，心不全における貧血の隠れた要因となりうる．

### b. 貧血が腎機能障害をきたす機序

心腎症候群の要因として貧血をあげるなら，心不全による貧血の惹起に引き続き，貧血が腎機能増悪をひき起こす機序が解明される必要がある．その一つとして，貧血に対する初期反応としての末梢血管拡張に伴う血圧低下があげられている．これによってレニン・アンジオテンシン・アルドステロン系や交感神経系の亢進といった神経体液性因子の活性化をきたす結果，心筋リモデリングや腎機能障害の進行を誘導し悪循

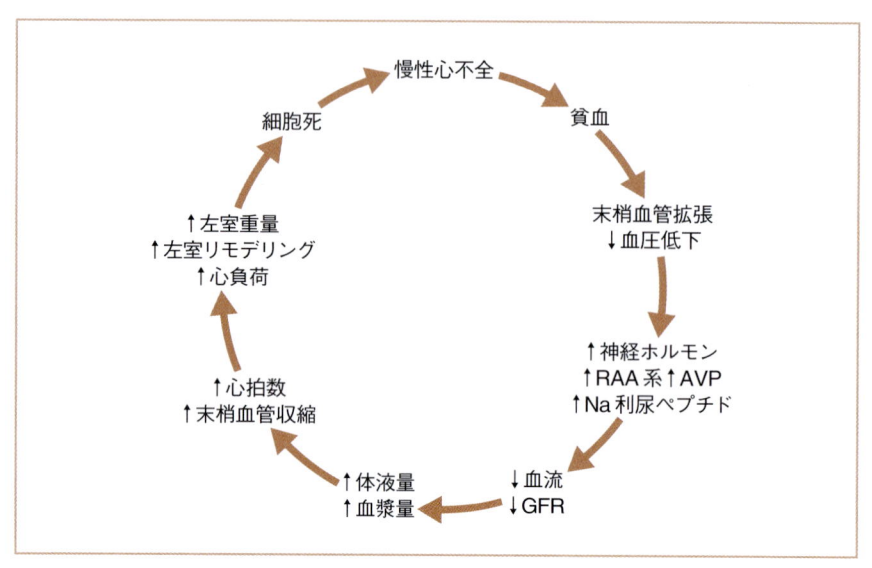

**図1 貧血を介した心腎連関の病態生理**
RAA：レニン・アンジオテンシン・アルドステロン，AVP：アルギニン・バソプレシン，GFR：糸球体濾過率
(文献4)より引用改変)

環サイクルを形成する(図1)[4]．
　また，貧血によってひき起こされる腎組織低酸素は，腎尿細管障害と間質線維化をきたす．この尿細管間質における低酸素は，慢性腎臓病が末期腎不全に至る共通経路と考えられており[5]，慢性腎障害の進行を遅らせるためのエリスロポエチン製剤 erythropoiesis stimulating agent (ESA)の使用の根拠の一つとなっている．

### c. 心不全に合併した貧血におけるエリスロポエチン製剤の使用

　これまで述べてきたような心腎貧血症候群の悪循環を断ち切るためには，心不全に合併した貧血に対してエリスロポエチン製剤を用いることは理に適っているように思われる．しかし，Swedbergらによる貧血を有する慢性収縮期心不全患者を対象とした大規模無作為化二重盲検試験 (RED-HF)では，ESAによるヘモグロビン hemoglobin (Hb)値13 g/d$l$

以上への改善は予後改善をもたらさないばかりか脳血管障害などの血栓塞栓症が増加する，という結果に終わった[6]．これは，貧血を有する保存期慢性腎臓病においてESAを用いてHb値を正常化することが予後改善につながらなかったというかつての無作為化試験（CREATE, CHOIR study）と同様の結果である．

これらの結果は，Hb値を正常化するだけでは心腎症候群の発症は防げないことを示しているが，ESAの効果を否定するものでもない．先に述べたCREATE, CHOIR studyの事後解析では，実際に到達したHb値の高さよりもHb値の目標達成のために必要としたESA投与量の多さがより予後不良と関連する傾向が認められ，高いHb値の目標設定自体が悪いのではなく，高用量のESAを必要とする病態そのもの（ESA抵抗性）が問題である可能性が指摘されている．

日本腎臓学会により作成されたCKD診療ガイドライン2013では，保存期腎不全において，Hb値を10〜12 g/d$l$に維持するべくESAを用いることが推奨されている．

## d. 心不全における貧血への鉄補充

慢性心不全における貧血の特徴として，血清鉄が低下しているわりに小球性貧血の割合は低く，血清フェリチン上昇傾向を伴っていることがあげられる．その背景として，腎性貧血以外に慢性炎症による鉄利用障害が示唆される．

心不全患者に対する鉄補充療法については，これまで予後改善につながるエビデンスが少なく強い推奨はされてこなかった．しかし，つい最近Ponikowskiらにより発表された無作為化二重盲検試験（CONFIRM-HF study）では，貧血の有無にかかわらず鉄欠乏を有する心不全患者に対し静注鉄剤を1年以上投与することにより，一次エンドポイントである運動耐容能の改善だけでなく心不全による入院も減らせていることを示した[7]．この結果が，今後の鉄補充療法に対するガイドラインに影響を与えるかもしれない．

保存期腎不全患者の貧血に対する治療においても，欧米では高用量のESAの弊害が示唆されたことにより鉄補充療法を重視する方向へシフ

トしている．一方，日本腎臓学会のガイドラインでは，鉄過剰による弊害(感染や酸化ストレスの増加，ヘモジデローシスなど)を重視し，トランスフェリン飽和度 transferrin saturation (TSAT)(鉄飽和度) 20％以下かつ血清フェリチン値 100 ng/m$l$ 以下を鉄補充の開始基準としており，海外よりも厳しいものとなっている．

## ❷ 心腎症候群と炎症

### a. 心腎症候群における炎症の関与

　心腎症候群における炎症の関与についても，先に述べた貧血と同様，その関連の強さを示す根拠は多く存在するにもかかわらず，臨床応用が難しい領域である．

　心不全や慢性腎臓病は，ともに慢性炎症状態にあり種々の炎症性サイトカインの上昇を認めるが，その機序は十分には解明されていない．これまで，心不全や慢性腎臓病の共通した病態であるアンジオテンシンⅡ上昇や交感神経系の亢進が TNF-$\alpha$，IL-6 などの炎症性サイトカインを上昇させている要因と考えられてきた．近年はそれに加え，静脈うっ血が，腸管浮腫による腸管内皮からのエンドトキシン吸収亢進を介して炎症を惹起している可能性が示唆されている．

### b. 炎症が腎障害をきたす機序

　慢性腎臓病においては，原疾患にかかわらず末期腎不全に至る共通した腎組織上の変化として，腎間質の炎症細胞浸潤と線維化があげられる．TNF-$\alpha$，IL-6 は炎症細胞浸潤を促進する因子であり，また TNF-$\alpha$ は腎からの塩分排泄抑制を通じて体液過剰を促進するとされる．またこれらのサイトカインの上昇は，酸化ストレスの増加を介して一酸化窒素 nitric oxide (NO)の低下，平滑筋細胞の増殖などにより内皮障害をきたし，心臓および腎臓機能障害の共通した要因となる．

### c. 心腎症候群に対する抗炎症薬の可能性

　これまで述べてきたように，心腎症候群の大きな要因と考えられる炎症を制御することは，慢性心不全および慢性腎臓病の双方の病態改善に

寄与することが期待される．
　しかし，これまでに心不全に対する治療としてinfliximabやetanercept などのTNF-α拮抗薬が試されたが，予後改善に結びつく結果は得られなかった．また，糖尿病性腎症患者に対して抗酸化炎症作用をもつbardoxolone methylを投与した試験（BEACON）も，心血管合併症の増加により中断されるという結果となった[8]．そのため，現時点では，炎症の上流にある病態としてのアンジオテンシンⅡの抑制やうっ血の改善がより重要となる．

● 文献
1) Ronco, C et al：J Am Coll Cardiol 2008；52：1527-1539
2) Metra, M et al：Eur Heart J 2012；33：2135-2142
3) George, J et al：Arch Intern Med 2005；165：1304-1309
4) Palazzuoli, A et al：Heart Fail Rev 2011；16：603-607
5) Nangaku, M：J Am Soc Nephrol 2006；17：17-25
6) Swedberg, K et al：N Engl J Med 2013；368：1210-1219
7) Ponikowski, P et al：Eur Heart J 2015；36：657-668
8) de Zeeuw, D et al：N Engl J Med 2013；369：2492-2503

〈遠藤修一郎・柳田素子〉

## 2 腎が体液調節を司る際の修飾因子
－心不全時に着目して－
### e. 併用薬物

**POINT**
1. レニン・アンジオテンシン（RA）系阻害薬使用時は軽度の血圧低下で急性腎障害をきたす．
2. 利尿薬使用時は腎障害や低ナトリウム血症のリスクが高い．
3. 血行動態の不安定な患者は造影剤腎症のリスクが高い．

● はじめに

　心不全患者では心拍出量低下に対する代償機転として，近位尿細管におけるNaCl再吸収が亢進するために，尿細管遠位部の緻密斑に到達するNaCl量が減少し，緻密斑で再吸収される$Cl^-$の減少により，輸入細動脈が拡張するととともに，レニン分泌が亢進する．さらに，下流のアンジオテンシンⅡにより輸出細動脈が収縮し，糸球体内圧が上昇し糸球体濾過量glomerular filtration rate（GFR）が維持される（図1, 2）．また，アンジオテンシンⅡとアルドステロンはそれぞれ近位尿細管および皮質集合管でのナトリウム再吸収を亢進させることにより，循環血漿量を増加させるように働く．

　正常血行動態下の腎組織ではプロスタグランジン産生量は低いが，心不全により腎血行動態が悪化すると，交感神経系の活性化，カテコールアミンやレニン・アンジオテンシン renin-angiotensin（RA）系の活性化による血管収縮に拮抗する作用を有する血管拡張性プロスタグランジンの産生が腎で亢進し，腎血流量 renal blood flow（RBF）・GFRを維持している[1]．

　心不全患者では有効循環血漿量の低下により抗利尿ホルモン antidiuretic hormone（ADH）の分泌が亢進しているため，水分摂取過剰により低ナトリウム血症をきたしやすい．利尿薬投与は有効循環血漿量を低下させるため，ADHはさらに上昇する[2]．

　心不全患者では健常人と異なり，上述したような生理的な代償機構が働いており，薬剤の副作用が強く現れることがあり，本稿ではこの点を解説する．

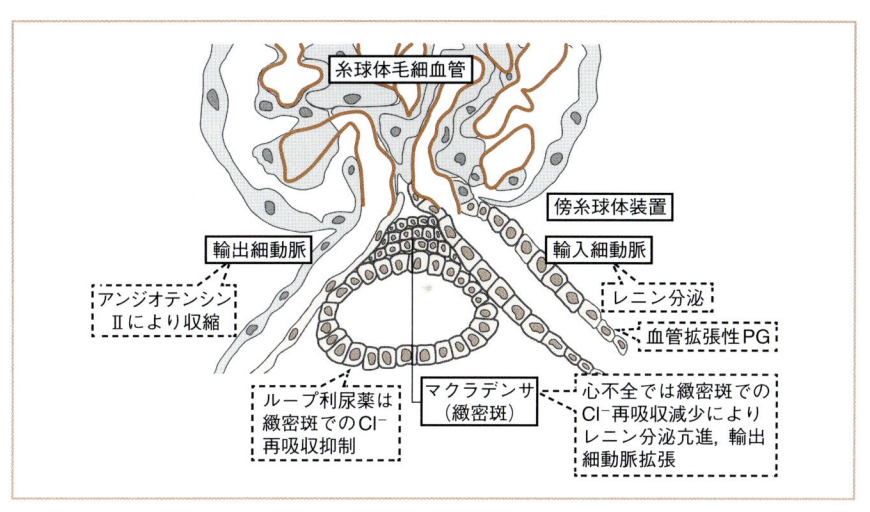

図1 心不全における尿細管－糸球体フィードバック機構

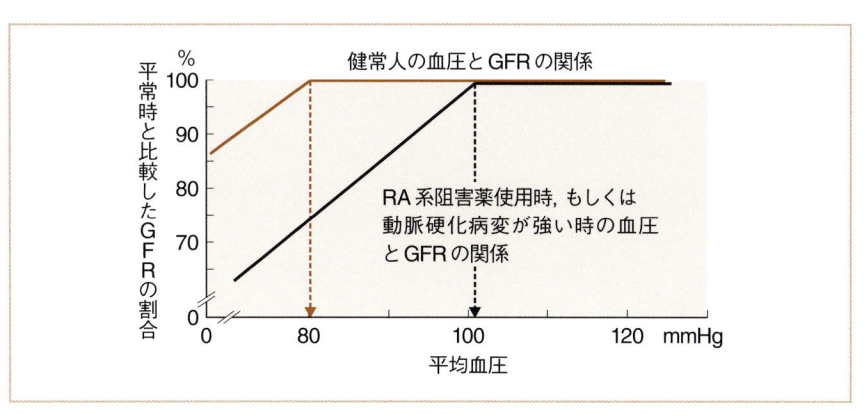

図2 糸球体におけるGFR自動調節機構

## 1 レニン・アンジオテンシン(RA)系阻害薬

　　心不全患者ではGFRを維持する自動調節機構として，輸入細動脈が拡張するとともに，輸出細動脈が収縮している．しかし，心不全患者ではRA系阻害薬が使用されていることが多く，このような場合は輸出細動脈が拡張することにより自動調節機構が一部破綻している．また，動

脈硬化症が高度の心不全患者では，腎動脈の狭窄病変のために輸入細動脈が拡張してもRBFが増加せず軽度の血圧低下により糸球体内圧が低下し，GFRが低下することがある．さらに腎髄質への血流も低下し尿細管虚血障害をきたす（正常血圧虚血性腎障害）[3]．RA系阻害薬の過剰使用でも，糸球体内圧の過降圧をきたし，正常血圧虚血性急性腎障害をきたすこともあることに注意する．

RA系阻害薬の併用療法と単剤療法の長期間の有用性と安全性を比較した33のランダム化比較試験(68,405例，平均観察期間52週)のメタ解析によると[4]，全死亡，心血管死亡に関しては，RA系阻害薬の併用療法は単剤療法に比べて有用性を示さず，心不全による入院のみ併用療法が18％リスクを軽減することが報告された．しかし，安全性の観点では，単剤療法に比べて併用療法では，高カリウム血症が55％，低血圧は66％，腎不全は41％のリスクが上昇する．心不全の有無で検討した場合，心不全のある患者では併用療法で腎不全のリスクが高いことが報告されている．

### 2 利尿薬

心不全患者では，ナトリウム再吸収が亢進しているために，健常人に比べて最大利尿効果が低下している．また，ループ利尿薬は緻密斑でのNaCl再吸収を抑制するために，レニン分泌をさらに亢進させることにも注意する．利尿薬による有効循環血漿量低下は，正常血圧虚血性急性腎障害を招くことがある．

通常，ループ利尿薬を服用すると血漿浸透圧の1/2の浸透圧の尿が排泄されるため，通常ナトリウム濃度は上昇する．しかし，ADH分泌が上昇しているために，過剰に水を摂取すると水排泄不全により，低ナトリウム血症をきたす．サイアザイド系利尿薬が作用する遠位尿細管は尿の希釈部に相当し，尿の希釈が起こりにくく，水貯留により低ナトリウム血症が起こりやすくなる．アルドステロン拮抗薬も心不全に有用な薬剤であるが，高カリウム血症のリスクが高い[5]．

### 3 非ステロイド抗炎症薬（NSAIDs）

心不全患者では血管拡張性プロスタグランジン産生が腎で亢進して

GFRを維持するように働くが，非ステロイド抗炎症薬nonsteroidal anti-inflammatory drugs（NSAIDs）服用によりプロスタグランジン産生が低下するとRBF，GFRが低下する．このような変化はNSAIDs服用数時間後に起こるが，中止により前値に回復する．しかし，GFRの低下に気づかず，継続服用していると虚血性の尿細管細胞壊死に陥る．

### 4 造影剤

　造影剤腎症発症のメカニズムの詳細は明らかではないが，2つの機序が想定されている．造影剤投与直後に起こる血管攣縮に伴う腎虚血と造影剤による尿細管の障害である．前者については，血圧が正常範囲の軽度の血圧低下でも虚血性急性腎障害が起こりうる[3]．細胞外液量の減少をきたさないように輸液にて予防するとともに，利尿薬やRA系阻害薬併用時には造影剤腎症の発症のリスクが増加することにも注意する．

　造影剤腎症の発症は生命予後と関連し，造影剤腎症を発症した患者の予後は不良であることが報告されている[6]．我々が，冠動脈造影検査を施行した患者の予後を検討した研究では，全患者で解析すると造影剤腎症を起こした患者のほうが，死亡や心血管イベントのリスクが高いが，検査時に血行動態の安定した患者だけで検討すると，造影剤腎症の有無による死亡や心血管イベントに差はみられない[7]．したがって，血行動態の不安定な患者は造影剤腎症のリスクも心血管病のリスクも高く，必ずしも造影剤腎症を発症すること自体が心血管イベントのリスクとなるわけではないと推察される．

● 文献
1) Ailabouni, W et al : Drugs Aging 1996 ; 9 : 341-351
2) Miyazaki, T et al : Cardiovasc Drug Rev 2007 ; 25 : 1-13
3) Abuelo, JG : N Engl J Med 2007 ; 357 : 797-805
4) Makani, H et al : BMJ 2013 ; 346 : f360
5) Juurlink, DN et al : N Engl J Med 2004 ; 351 : 543-551
6) Rihal, CS et al : Circulation 2002 ; 105 : 2259-2264
7) Kimura, T et al : Nephrol Dial Transplant 2011 ; 26 : 1838-1846

〈猪阪善隆〉

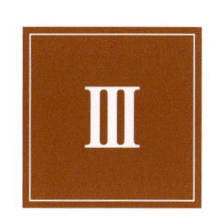

# 病態
―CRS分類に基づく心腎連関の理解
：臨床シナリオから考える―

# Ⅲ 病態-CRS分類に基づく心腎連関の理解：臨床シナリオから考える-

## 1 CRS type 1（acute cardiac dysfunction leading to acute kidney injury）

**POINT**
1. CRS type 1は急性心不全に続発するAKIであり死亡リスクになる．
2. 心不全症状の改善を伴うAKIの予後は必ずしも悪くない．
3. arterial underfillingすなわち腎低灌流が最も重要なメカニズムである．
4. 腎うっ血も独立してGFR低下に限定的に寄与する．
5. 腎の微小循環を念頭においた病態の理解と管理が肝要である．

● はじめに

　急性腎障害acute kidney injury（AKI）に伴い，炎症性サイトカイン・ケモカイン，白血球遊走，酸化ストレス，Na・水チャネルのdysregulationといったグローバルなメカニズムを介してAKIに起因する遠隔臓器障害が惹起される（図1）[1]．したがって，いったん急性心不全に起因するAKI，すなわちCRS type 1（acute cardiac dysfunction leading to acute kidney injury）を呈した場合，単に予後不良因子と認識するだけではなく，同時にAKI発の臓器連関も進行し悪循環を形成している認識を持つ必要がある．

　加えて厄介なことに，CRS type 1で生じる体液貯留は，その弱った腎に鞭打って是正するほかない．したがって，循環器医も基本的な腎生理学（特に腎の微小循環）を理解するべきであり，本稿では急性心不全管理を進めるうえで，腎への目配りをon-goingでどうすべきか，その回答に繋がるCRS type 1の病態解説を行う．

### 1 CRS type 1の概念と疫学

　急性心不全に伴う急速な腎機能の悪化（CRS type 1）は，循環器領域ではworsening renal function（WRF）と称され，25～33％に生じ，1.4～1.8倍の死亡リスクである[2]ことが示されている．ただし，既報に

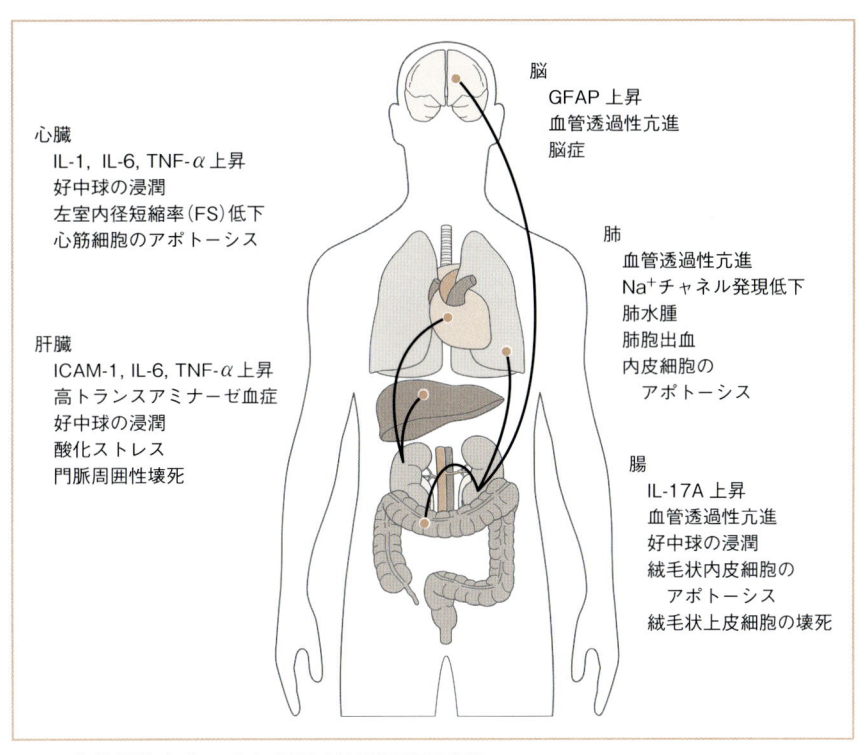

**図1 急性腎障害（AKI）に起因する遠隔臓器障害**

心臓
IL-1, IL-6, TNF-α 上昇
好中球の浸潤
左室内径短縮率（FS）低下
心筋細胞のアポトーシス

肝臓
ICAM-1, IL-6, TNF-α 上昇
高トランスアミナーゼ血症
好中球の浸潤
酸化ストレス
門脈周囲性壊死

脳
GFAP 上昇
血管透過性亢進
脳症

肺
血管透過性亢進
$Na^+$ チャネル発現低下
肺水腫
肺胞出血
内皮細胞のアポトーシス

腸
IL-17A 上昇
血管透過性亢進
好中球の浸潤
絨毛状内皮細胞のアポトーシス
絨毛状上皮細胞の壊死

GFAP：グリア細胞線維性酸性蛋白質 glial fibrillary acidic protein
（文献 1）より引用改変）

おける WRF の定義はさまざまで，クレアチニン（Cr）値上昇を 0.1 ～ 0.5 mg/d$l$ の絶対値や 25 ～ 50 %の相対値で捉えたり，その判定も入院時，入院 48 時間後，退院時や退院 3 ヵ月後を用いたりと多岐にわたっており，正確な疫学や治療効果の比較・判定が困難である．今後は**表1，2** に示す統一された AKI の基準などを用いて研究がなされることを期待したい．

　本稿では，以降はWRFとして表記された既報も，AKIと表記し紹介する．

　ところで近年，CRS type 1 のリスクは，publication bias により過大

表1 KDIGO（kidney disease：improving global outcomes）による AKI の診断基準

- 48時間以内に Cr 値が 0.3 mg/dl 以上増加
- 7日間以内に Cr 値が 1.5 倍以上増加
- 尿量 0.5 ml/kg/h 未満が6時間以上持続

の，いずれか一つでも満たせば，AKI と診断される．

表2 KDIGO（kidney disease：improving global outcomes）による AKI の重症度ステージ分類

| ステージ | Cr値による基準 | 尿量による基準 |
| --- | --- | --- |
| 1 | 1.5〜1.9倍の上昇 もしくは 0.3 mg/dl 以上の上昇 | 0.5 ml/kg/h 未満が 6〜12時間 |
| 2 | 2.0〜2.9倍の上昇 | 0.5 ml/kg/h 未満が12時間以上 |
| 3 | 3.0倍以上の上昇 もしくは 4.0 mg/dl 以上への上昇 もしくは 腎代替療法の導入 もしくは eGFR が 35 ml/min/1.73 m² 未満への低下 （18歳未満） | 0.3 ml/kg/h 未満が24時間以上 もしくは 無尿が12時間以上 |

評価されている可能性が指摘されている．急性心不全患者における利尿薬反応性と予後を検討した報告では，反応良好であった一群では，反応が不良であった群と同等かそれ以上の頻度で AKI を呈していたが，最も予後良好であった[3]．また，治療後半に見られる AKI や，うっ血所見の改善を伴う AKI，治療による血圧の低下が得られた AKI では，予後が決して悪くない[2]ことも報告された．すなわち臨床像の悪化を伴わない AKI は，必ずしも予後不良を意味しないことから，近年「偽性 AKI」という概念が提唱され[4]，少なくとも急性心不全において臨床的改善が得られる場合の治療に伴う若干の Cr 値上昇は，許容しうる病態と考えられる．

CRS type 1 の病態生理は多岐にわたるが，腎低灌流と腎うっ血に代表される血行動態によるメカニズムが最も重要である．

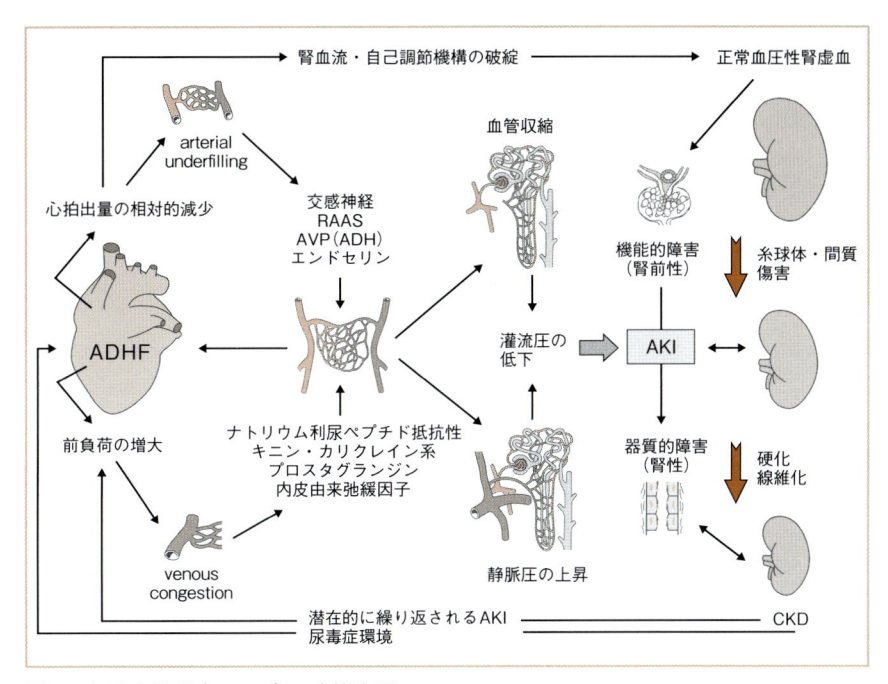

**図2 心腎症候群（type 1）の病態生理**
ADHF：acute decompensated heart failure，RAAS：レニン・アンジオテンシン・アルドステロン系 renin-angiotensin-aldosterone system，AVP：アルギニンバソプレシン arginine vasopressin，ADH：抗利尿ホルモン antiretic hormone，AKI：急性腎傷害 acute kidney injury，CKD：慢性腎臓病 chronic kidney disease
（文献5）より引用改変）

## ❷ CRS type 1の病態生理：血行動態によるメカニズム

　一見複雑に見えるCRS type 1は，病因が解剖学的に，① 腎（あるいは濾過組織である糸球体）の前にあるarterial underfillingと，② 腎（あるいは濾過組織である糸球体）の後にあるvenous congestionに大別される（**図2**）[5]．それらに加えて，後述する「腎の微小循環の重要性」で紹介する腎血流自動調節能の破綻を背景にしたnormotensive ischemic AKIも，特に心不全治療下で念頭におく病態である．

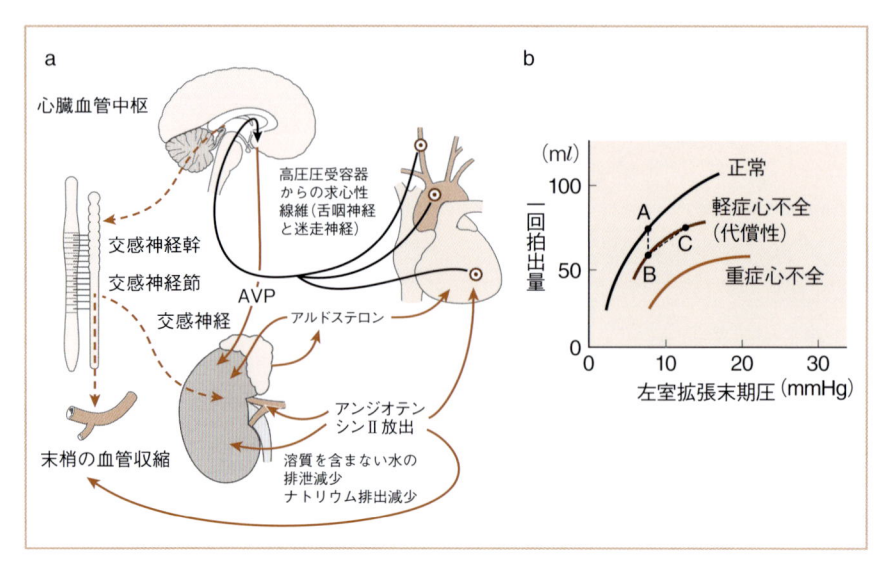

**図3** arterial underfilling の病態生理（a）と Frank-Starling の曲線（b）
AVP：アルギニンバソプレシン arginine vasopressin
←：求心性経路，←--：遠心性経路，←：循環するホルモン経路
（文献 6, 7）より引用改変）

## a. 腎（あるいは濾過装置である糸球体）の前の要因－腎低灌流－

　　古典的によく知られた arterial underfilling と称される病態で，要約すれば心不全のために腎の十分な灌流圧が維持できない病態といえる．そもそも心不全では全身のナトリウムや水が過剰であるにもかかわらず，なぜ腎臓でのナトリウムや水の貯留が持続するという逆説的な病態が生じるのであろうか．これは，腎が行うナトリウムや水のハンドリングは，体液量全体や細胞外液量を感知し行われるわけではなく，動脈血管系（頸動脈洞，大動脈弓，左室，傍糸球体装置）に存在する高圧圧受容体で圧を感知しているからである．

　　明らかに体液量・細胞外液量過剰である心不全状態ですら，「動脈系の満たされていない状態」であり，求心性反応を生じている（**図3a**）[6]．すなわち，一回心拍出量と左室拡張末期圧の関係を示した**図3b**[7] に示すように，軽度の左心機能の低下で一回心拍出量が低下するが（A点

→B点）．ここで「動脈系の満たされていない状態」に対応する三つの主要な神経体液性因子（交感神経系，レニン・アンジオテンシン・アルドステロン系，非浸透圧性アルギニンバソプレシン arginine vasopressin；AVP 分泌）が賦活化される．その結果，腎でのナトリウムと水の貯留（たとえそれが肺水腫や浮腫を増強することになろうとも，組織灌流を回復するという観点からは，合目的である）が生じ，左室拡張末期圧の上昇により心拍出量が回復する（B 点→C 点）．すると「動脈系は満たされた状態」となるので，新たな定常状態となり，それ以上のナトリウムと水の貯留はきたさない．しかしながら重症心不全の場合には，左心機能低下が重篤なため，左室拡張末期圧が上昇しても一回心拍出量を正常化することができず，「動脈系の満たされていない状態」に対し，ナトリウムと水の貯留が持続することになる．「動脈系の満たされていない状態」は，末梢の動脈拡張でも生じ，この場合も三つの主要な神経体液性因子が賦活化される．心拍出量は代償性に増加し，高拍出性心不全の像を呈する．

　さて，腎に目を向けると，腎自身も低灌流および交感神経刺激によりレニンの産生を促す．全身性あるいは腎局所で賦活化された交感神経系，レニン・アンジオテンシン・アルドステロン系により，腎血管は収縮し GFR が低下する．さらに近位尿細管では，アンジオテンシンⅡやノルエピネフリンによる，ナトリウム再吸収亢進を生じ，集合尿細管では，アルドステロンによるナトリウム再吸収と，AVP による水再吸収の亢進を生じる．このようにして，心不全を維持する悪循環が形成されるのである．

### ［コラム］急性心不全における低ナトリウム血症

　低ナトリウム血症を伴う急性心不全の予後は不良であるが，重症例ほど「動脈系の満たされていない状態」が生じて，三つの主要な神経体液性因子活性化が生じる．AVP は直接的に水貯留を促進し，アンジオテンシンⅡとノルエピネフリンは腎血管収縮を誘導し，腎血流を下げることで水排泄を低下させる．さらに，「動脈系の満たされていない状態」は直接的に視床下部にある口渇中枢を刺激することも，低ナトリウム血症の要因となる．

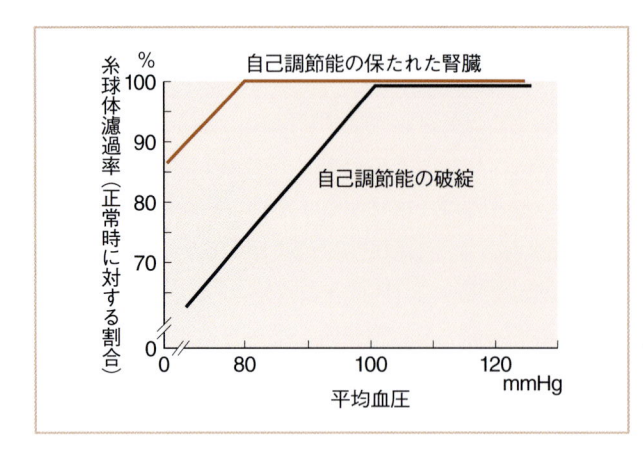

**図4 平均動脈圧の低下と糸球体濾過率（GFR）の関係**
自己調節能が保たれた患者では，平均血圧が80 mmHgを切るまでGFRは保たれるが，自己調節能が障害された患者では，GFRを維持するにはより高い平均血圧が必要となる．
（文献8）より引用改変）

## [ワンポイント] 腎の微小循環の重要性

　腎臓には全身血圧の変化によって腎灌流圧の低下が起こっても，輸入細動脈の拡張や輸出細動脈の収縮により，糸球体内圧を一定に保つ自己調節能がある．主として輸入細動脈と輸出細動脈が抵抗血管となり，両血管抵抗のバランスによって糸球体内圧そしてGFRが維持されている．腎糸球体は毛細血管でありながら，平均血圧が通常50 mmHg程度の高圧な環境にさらされているが，糸球体が担っている「濾過機能」を考えれば当然の生理であると納得がいく．心臓や脳は平均血圧が30〜50 mmHgでも臓器血流が保たれるが，腎臓は自己調節機構（autoregulation）が保たれていても，平均血圧が80 mmHgを下回ると，末梢に位置する糸球体の血圧はさらに低く，GFRの低下が始まる（図4）[8]．しかしながら，心不全患者に限らず，加齢や動脈硬化，CKDの病態や，アンジオテンシン変換酵素阻害薬，アンジオテンシンⅡ受容体遮断薬，非ステロイド系抗炎症薬nonsteroidal antiinflammatory drugs（NSAIDs）といった薬剤投与は，腎血流の増減に対する自己調節機構の破綻をきたすため，平均血圧が100 mmHgを下回った時点で，GFRの低下が始まる．すなわち，一見正常な血圧と考えられる状況でも，GFRの低下を認めることがあり，正常血圧性虚血性腎障害（normotensive ischemic AKI）[8]として注目されている．

一般に急性心不全の急性期治療では利尿薬に加え，後負荷軽減のために血管拡張薬が頻用されるが，心臓にとって居心地の良い環境と，腎にとって居心地の良い環境とは必ずしも一致しない[5]ことから，腎の微小循環を念頭におき，過降圧・過除水に陥らぬよう注意が必要である．

### b. 腎（あるいは濾過組織である糸球体）の後の要因－腎うっ血－

ここ数年 renal venous congestion の病態が，腎低灌流とは独立してGFR低下に寄与する因子として，特に注目を集めている．すなわち，中心静脈圧や右室圧がGFRと相関し，心不全入院時の中心静脈圧 central venous pressure（CVP）が高いほどAKIの有病率が高くなることが観察研究で示され，腎うっ血の重要性が認識された．しかし驚くべきことに，半世紀以上も前から腎静脈圧の上昇と腎機能の関係は指摘されており[9]，新たな知見ではなく原点回帰による再評価と言える．腎静脈圧の上昇は，間質→尿細管腔→ボウマン腔圧の上昇による糸球体との濾過圧低下，組織低酸素血症の惹起，レニン・アンジオテンシン・アルドステロン系の活性化，交感神経系の賦活，心房性利尿ペプチド atrial natriuretic peptide（ANP）の反応性低下などを介して，GFR低下に繋がる機序が示されている[10]．

一方で，CVP高値はAKIと関連せず，CVP低値や，治療による血圧低下，24時間での体液是正不良がAKIと関連したとする反証もあり，当初考えられていたほどCVPとGFRの関係は単純でないと警鐘が鳴らされている[2]．

## ❸ CRS type 1の病態生理－血行動態によらないメカニズム－

血行動態によらないメカニズムによってもAKIが惹起されうる．しかし病態のごく一部を担うに過ぎず，結局血行動態によるメカニズムを介して作用するので，直接的なエフェクターではなくメディエーターの位置付けで，前述の交感神経系，レニン・アンジオテンシン・アルドステロン系の変調の他，炎症と免疫細胞シグナル，血管内皮障害，貧血などがあげられている[2]．

## おわりに

　急性心不全に伴うAKIすなわちCRS type 1は，心不全診療に関わる循環器医に最も馴染み深く，かつ重要な臓器連関である．その病態生理は多岐にわたるが，ここ数年の研究はあまりにも「腎うっ血」という古くて新しい概念に傾倒しすぎた感がある．GFRは腎血流量 renal blood flow（RBF）に濾過率 filtration fraction（FF）を乗じて算出される．したがってRBFがGFRの重要な規定因子であり，CRS type 1において「腎低灌流」こそが，最も重要な病態[2]であるのは自明の理である．CRS type 1におけるAKIの病的意義はいまだに混沌としている．研究結果が一致しないのは，AKIが複合的要因で起こっていることや，AKIの定義が統一されていないことも一因であろう．少なくともAKI発症を覚知した場合，それが治療介入前であるのか介入後なのか，介入後の場合には臨床的な改善を伴っているか否かを考慮して，AKIに至った病態をとらえる必要がある．そして腎の微小循環を十分に念頭におき，腎の循環動態をできる限り適正に保つ心構えで診療に臨みたい．

● 文献
1) Yap, SC et al：Anesthesiology 2012；116：1139-1148
2) Damman, K et al：Eur Heart J 2015；36：1437-1444
3) Valente, MA et al：Eur Heart J 2014；35：1284-1293
4) Damman, K et al：Eur Heart J 2014；35：3413-3416
5) Ronco, C et al：J Am Coll Cardiol 2012；60：1031-1042
6) Schrier, RW et al：N Engl J Med 1999；341：577-585
7) Rennke, HG et al：Renal Pathophysiology, 4th ed, Lippincott Williams & Wilkins, Philadelphia, 2013, 109
8) Abuelo, JG et al：N Engl J Med 2007；357：797-805
9) Blake, WD et al：Am J Physiol 1949；157：1-13
10) Ross, EA et al：J Card Fail 2012；18：930-938

（林　宏樹・湯澤由紀夫）

## III 病態−CRS分類に基づく心腎連関の理解：臨床シナリオから考える−

# 2 CRS type 2 (chronic heart failure leading to renal dysfunction)

**POINT**
1. 慢性腎不全は慢性腎臓病(CKD)の発症，進展・増悪の要因となる．
2. 心拍出量低下のみならず，腎うっ血がCKD発症・進展に関与する．
3. レニン・アンジオテンシン・アルドステロン系，交感神経系活性も仲介メカニズムとなる．

## はじめに

　心不全あるいはその前駆病態である心肥大と腎機能障害との間には双方向性の関連があり，心腎症候群 cardiorenal syndrome (CRS) と称される[1]．CRSは1〜4型に分類され，慢性心不全を起因として慢性腎臓病 chronic kidney disease (CKD) の発症，進展・増悪と連関する病態がCRS type 2 (2型) である．CKDの定義の基本は，①糸球体濾過率 glomerular filtration rate (GFR) 60 ml/min/1.73 m$^2$ 未満の腎機能障害と，②アルブミン尿・蛋白尿である．この2つは独立して心血管病 cardiovascular disease (CVD)，末期腎不全発症，あるいは総死亡に関与する．

　CRS 2型では慢性心不全を起因として，腎内微小血行動態，組織変化を生じ，尿蛋白の出現・増悪，進行性の腎機能障害を生じる．腎静脈圧の上昇，レニン・アンジオテンシン renin-angiotensin (RA) 系活性化，交感神経系活性化，酸化ストレス，炎症が両者を仲介するメカニズムである．

　心不全の発症・重症化を阻止するためには，双方向性に悪循環を形成する「心腎連関」を断ち切る必要がある．心腎連関のメカニズムを理解し，早期から包括的に介入することにより患者の予後改善に取り組みたい．

## 1 CRS 2型の診断

　心不全とCKDは高率に合併する．CKDの約25％に心不全を合併することも示されている．CRS 2型と診断するうえで，① 心不全患者にCKDが合併していること，② 心不全が先行して発症し，CKDの発症・進展に病因的に関与することが，経時的観察あるいは病態解析によって支持されること，がポイントとなる[2]．

## 2 心不全がCKDの発症・進展を惹起するメカニズム

### a. 適応機転としての「心腎連携」とCRS 2型の基盤病態

　心臓と腎臓は体液量，全身の血行動態，臓器への血流配分の恒常性を維持するために，双方向性の調節機序（心腎連携）を有している．交感神経系，内分泌系が求心路，遠心路を形成し輻輳して調節機序を形成している．心臓，腎臓のいずれかに機能異常が発生した際にもこの連携機序がインタクトであれば，代償機転が作動し，体液量・循環動態を維持することができる．しかしながら，臓器障害の障害度が大きく，また遷延すると他方の臓器にも障害を惹起する．

　心不全がCKDの発症・進展を惹起する基本要素は，① 腎内血行動態変化，② 神経内分泌機序，③ 炎症，④ 酸化ストレス，である．一方で，心不全を起因としてCKDが進展すると，心臓への圧負荷と容量負荷が増大し心不全増悪の原因となる．圧負荷の主体は高血圧と動脈壁のコンプライアンス低下，血管抵抗の増大にある．CKDでは同時に容量負荷が加わるため，左室拡大が生じる．体液（水，NaCl）貯留，貧血が容量負荷の原因となる（図1）．かくして，心不全とCKDは双方向性に増悪関係を形成することとなる．

　また心不全によって，下記のメカニズムで急性腎障害 acute kidney injury（AKI）を惹起し，CKDの新規発症あるいは既存のCKDの増悪因子となる．すなわち，① AKIからの腎機能回復が不完全でCKDへ移行する（AKI to CKD），② AKI発症からいったん前値まで腎機能は回復するが，その後，CKDへ移行する（AKI to subclinical CDK），③ AKI後，CKDが増悪する（AKI to worsening CKD）．

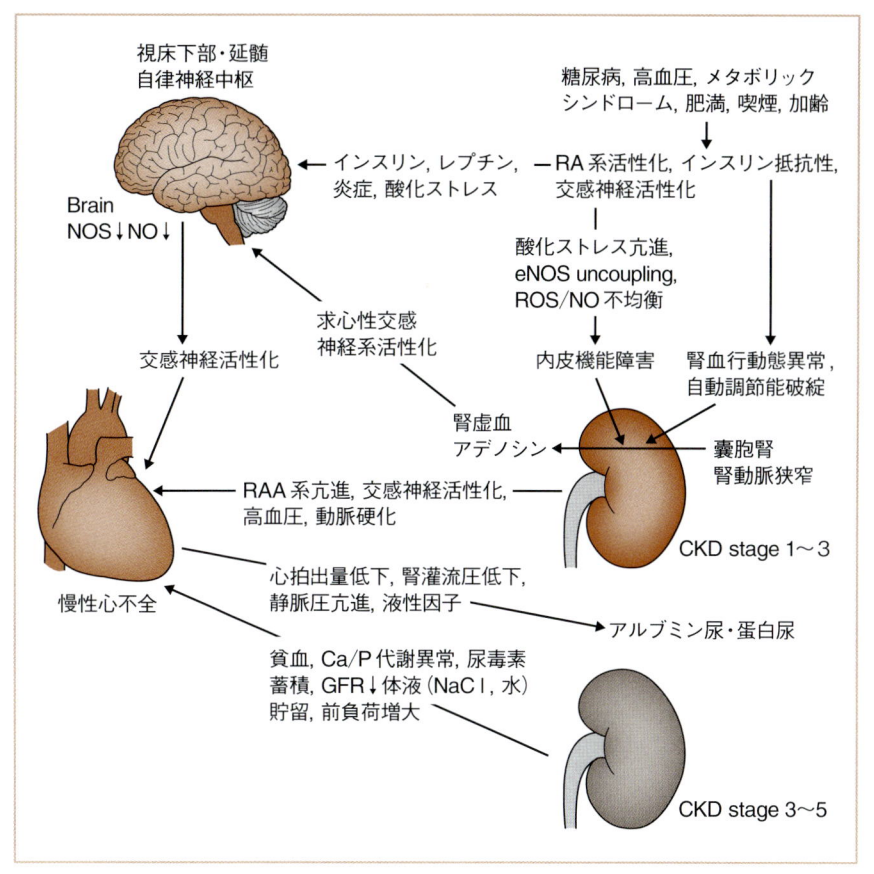

2 CRS type 2 (chronic heart failure leading to renal dysfunction) ● 75

**図1 CRS type 2における心腎連関の機序**
心肥大, 心不全と腎機能障害は病因上, 双方向性の関係を有しており, 両者間を仲介する病態がレニン・アンジオテンシン系活性化, 交感神経活性化, 酸化ストレスである. (著者作図)

### b. 心不全時の腎内血行動態変化

　　心不全時には腎内血行動態変化が生じ, 心不全の慢性化により腎組織障害, 腎機能低下の要因となる. ① 心不全による心拍出量の低下により, 腎灌流・血漿流量低下, GFR低下を惹起する. ② 静脈血の右房への還流障害により, 中心静脈圧が亢進し, 腎うっ血を生じる.

### 1）左室機能不全，腎灌流量低下

　腎臓は重量約150gの臓器であるが，心拍出量の約25％が2つの腎臓に流入する．一定以上の心拍出量低下は腎血流量を低下させ，虚血性腎障害を惹起する．腎糸球体輸入細動脈には糸球体血流量とGFRを一定に保持する自動調節能が付与されている．したがって，軽度～中等度の心拍出量の低下時に，短期的には糸球体血流量は低下しない．しかしながら，腎血流量低下に引き続き，レニン産生が亢進し，また交感神経系が活性化される．本来，この機序は心腎連関により体液量と体内循環動態の恒常性を維持するための適応機転であるが，長期化することにより腎障害因子となる．

　さらに一定期間以上の高血圧の病歴，顕在化した動脈硬化病変の合併，糖尿病例，慢性腎臓病を有する症例，高齢者などでは，しばしば自動調節能に異常を有している．このような場合は顕著な心拍出量低下がなくとも腎血流低下をきたす．

　腎臓の血流分布は均等ではなく，皮質部に比して髄質部の血流量は少ない．さらに近位尿細管S3 segment，太いヘンレのループでは$Na^+$/$K^+$-ATPase活動が旺盛であり，酸素消費量が多い．したがって，虚血性腎障害の最早期の病変は髄質外層に出現する．

　心不全治療でしばしば使用されるループ利尿薬を投与すると，全般に腎血流量は低下するが，なかでも髄質血流の低下が著しい．ループ利尿薬はmedullary thick ascending limbs（mTAL）のNaCl再吸収を抑制するため，酸素消費量は低下し，局所酸素濃度はむしろ上昇する．しかしながら，利尿効果が消失すると，mTALにおける再吸収がリバウンドでむしろ亢進する．

### 2）腎うっ血

　心不全では右房系への静脈還流が低下し，中心静脈圧 central venous pressure（CVP），腎静脈圧が上昇し腎うっ血 renal congestionを生じる[3]．

　非代償性心不全による入院患者を対象に，腎機能悪化 worsening renal function（WRF）発症に寄与する要因が分析されている．CVP上昇とWRF発症率との間には有意な相関が認められ，治療によるCVP低下が，その後のWRF発症抑制に寄与することが示された．一方，cardiac index，収縮期血圧，肺毛細血管楔入圧 pulmonary capillary wedge pressure（PCWP）との間には有意な相関を認めなかった．さらに腎灌流圧との間にも有意な相関はなく，WRF 発症に従来から想定されていた，心不全による腎血流量低下による腎機能の低下（腎前性腎不全）ではなく，CVP 上昇に反映される腎うっ血が関与することが示された．

　腎臓は肝臓などと同様に被膜で被覆されているために，腎うっ血は腎間質の浮腫，間質圧の上昇をきたす．尿細管腔の圧排により，Bowman 嚢内圧が上昇する．GFR は有効糸球体静水圧差（糸球体内圧 − Bowman 嚢内圧）によって規定されるために，GFR 低下，WFR をきたす．また腎間質圧上昇により腎内細小動脈の圧排によって糸球体血流量が低下し，やはり WRF をきたすと考えられる．

### 3）腎うっ血の評価

　腎うっ血を評価するためには，CVP の測定が一般的である．超音波検査による腎実質の評価，下大静脈径測定などの各種の指標が用いられているが，再現性良く定量的に評価できる指標は確立されていない．

　MRI は CT に比べ組織コントラストが高く，組織水分含有量の変化を信号変化としてとらえることができる．Kanki ら[4]は空間選択的な反転回復（inversion recovery；IR）法を併用して MRI を撮像することで，微量の水分含有量変化を MRI 信号変化として描出し，腎皮髄境界をより明瞭化することに成功している．さらに Noda ら[5]は IR 法を用いて撮像する時に任意に設定することができる inversion time（TI）を変化させ，皮髄境界が最も明瞭化する TI（最適 TI）を年齢と比較した結果，最適 TI の値が加齢とともに有意に低下，つまり年齢と優位な逆相関の関係にあることを証明した．

## c. レニン・アンジオテンシン・アルドステロン renin-angiotensin-aldosterone（RAA）系活性化，交感神経活性化

　心拍出量低下，腎灌流圧によって，RAA 系，交感神経系が活性化される．前述したようにこれらは心腎連携による体液量・循環動態維持のために作動するが，心不全が長期化することによって，腎障害の発症・進展要因となる．

腎灌流圧低下によりレニン産生，アンジオテンシンⅡ産生が亢進する．アンジオテンシンⅡは強力な血管収縮作用を発揮し，特に糸球体では輸出細動脈に対してより優位に作用するため，濾過率 filtration fraction (FF)(GFR/腎血漿流量比)が増大する．FF 増大の結果，腎間質毛細血管血流の膠質浸透圧が上昇し，間質からの水の再吸収が増大する．アンジオテンシンⅡにより近位尿細管における NaCl 再吸収も促進され，アルドステロン分泌亢進により遠位尿細管における NaCl 再吸収も亢進する．

以上によって体液量維持，循環動態安定化を果たすわけであるが，長期化することにより体液量増大，腎うっ血の要因となる．また，アンジオテンシンⅡは中枢性に交感神経を活性化する．CKD では腎機能低下が極軽度であっても交感神経系が活性化されており，血中カテコールアミン濃度も上昇する．アルドステロンの亢進は長期化することで TGF-$\beta$ 産生を介して臓器線維化をもたらす．

### d. 酸化ストレス，慢性炎症

アンジオテンシンⅡおよび交感神経系活性化は腎構成細胞における I 型アンジオテンシン受容体活性化を介して，NADPH oxidase 活性化によって酸化ストレスを増大させる．実験的にはアンジオテンシンⅡ受容体遮断薬あるいは腎交感神経遮断により腎内酸化ストレスが軽減することも示されている．酸化ストレスは NF-$\kappa$B 活性化などを介して炎症と密接に関係している．アルドステロンは炎症細胞においてインフラマソーム活性化により炎症を惹起する．心不全患者では TNF，IL-1，IL-18 などの炎症性サイトカインの産生増大も報告されている．

● 文献
1) Ronco, C et al：Curr Opin Crit Care 2009；15：384-391
2) Cruz, DN et al：Contrib Nephrol 2013；182：117-136
3) Mullens, W et al：J Am Coll Cardiol 2009；53：589-596
4) Kanki, A et al：J Magn Reson Imaging 2013；37：1178-1181
5) Noda, Y et al：J Magn Reson Imaging 2014；40：79-83

〈柏原直樹・藤本壮八〉

## III 病態－CRS分類に基づく心腎連関の理解：臨床シナリオから考える－

# 3 CRS type 3 (acute kidney injury leading to acute cardiac dysfunction)

**POINT**
1. CRS type 3の理解にはAKIの理解が重要である．
2. CRS type 3はAKIの直接的・間接的作用で増悪する．
3. CRS type 3の診療にはAKIの予防，治療が重要である．

## 1 CRS type 3 (acute kidney injury leading to acute cardiac dysfunction)の定義

　2008年9月，ADQI(The Acute Dialysis Quality Initiative)による，腎臓専門医，集中治療専門医，心臓血管外科専門医，循環器専門医によるコンセンサスカンファレンスが開かれ，CRSの定義分類が検討された．先行する罹患臓器が腎である分類として，CRS type 3 (acute kidney injury leading to acute cardiac dysfunction)，CRS type 4 (chronic renal failure leading to cardiac dysfunction)(86頁)の2つがあげられた．なお全身性疾患に伴う腎障害，CRSはtype 5に分類される．CRS type 3は，急性腎障害 acute kidney injury (AKI)に続発する心機能の異常つまり，急性の心機能障害・機能不全，虚血性心疾患，うっ血性心不全，不整脈を指し示す[1]．そのためAKIを認識することがCRS type 3の理解に役立ちうる．

## 2 現在のAKIの概念定義

　AKIの概念の誕生は，2002年，ADQIグループによる従来の急性腎不全 acute renal failure (ARF)からより軽い，重篤でない病態までを包括したRIFLE分類の作成に始まる．AKIは，特に救急，集中治療における早期診断，早期治療による予後改善の可能性を重視し，より早期の腎障害マーカーの変化の段階から重症度分類を定義している．RIFLE分類以後，Acute Kidney Injury NetworkによるAKIの病期分類も踏まえ，2012年，KDIGO (Kidney Disease：Improving Global Out-

#### 表1a KDIGO ガイドラインによる AKI 病期

| 病期 | 血清クレアチニン | 尿量 |
| --- | --- | --- |
| Stage 1 | 基礎値の1.5〜1.9倍（7日以内），または≧0.3 mg/dl（48時間以内）の増加 | 6〜12時間で<0.5 ml/kg/時の低下 |
| Stage 2 | 基礎値の2〜2.9倍の増加 | 12時間以上で<0.5 ml/kg/時の低下 |
| Stage 3 | 基礎値の3倍の増加，または≧4.0 mg/dlに増加（stage 1を満たすことを必要），または腎代替療法の開始，または18歳未満の患者ではeGFR<35 ml/分/1.73 m² の低下 | 24時間以上で<0.3 ml/kg/時または12時間以上の無尿 |

#### 表1b 急性腎不全の鑑別診断指標

|  | 腎前性 | 腎性 |
| --- | --- | --- |
| 尿浸透圧（mOsm/kg/H₂O） | ＞500 | ＜350 |
| 尿Na濃度（mEq/l） | ＜20 | ＞40 |
| 尿中/血漿中尿素窒素比 | ＞8 | ＜3 |
| 血中尿素窒素/血清Cr比 | ＞20：1 | 10〜15：1 |
| 尿/血漿浸透圧比 | ＞1.5 | ＜1.1 |
| Na排泄分画（FENa）（%） | ＜1 | ＞2 |
| 腎不全指数（RFI） | ＜1 | ＞2 |

FENa=｛(尿Na×血清Cr)÷(血清Na×尿Cr)｝×100
RFI（renal failure index）=尿Na÷(尿Cr÷血清Cr)

（文献2）より引用改変）

comes）によるAKIガイドラインが発表された[2]．すなわち，① 48時間以内に血清クレアチニン creatinine（Cr）値が≧0.3 mg/dl 上昇した場合，② 血清Cr値がそれ以前7日以内にわかっていたか予想される基礎値より≧1.5倍以上の増加があった場合，③ 尿量が6時間にわたって＜0.5 ml/kg/時間に減少した場合，以上を診断基準とした．AKIの病期を示す（表1a）．AKIは特異的な腎臓病から非特異的病態（虚血，腎毒性），さらに腎外病変（腎前性，腎後性）まで含まれる．重要なことは，早期の軽度の腎機能の変化が死亡リスクの増加に至ることである．

　従来，ARFを障害部位から腎前性，腎性，腎後性と分類する．表1bに腎前性と腎性の鑑別を載せる．AKIの診療においても腎前性，腎後性といった可逆的な原因の除外を意識し診療する．図1にAKI一般の

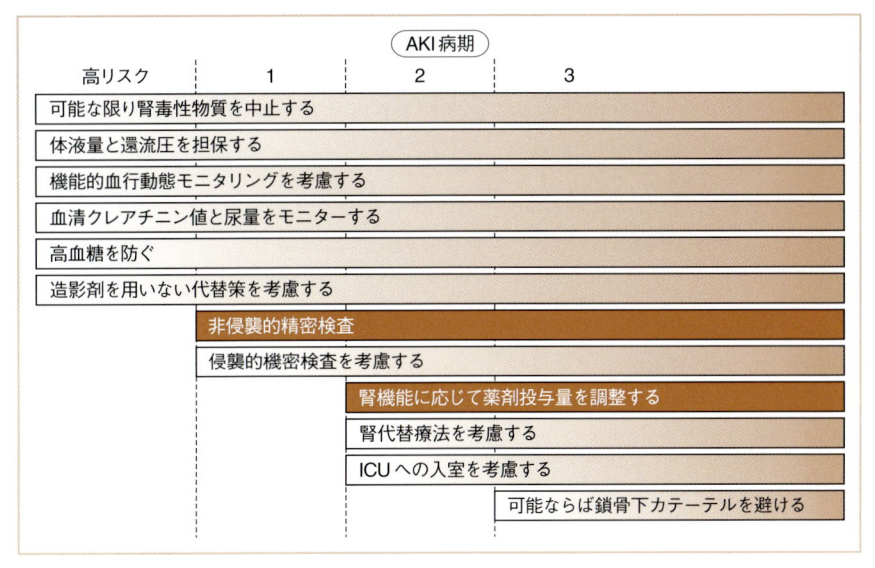

|  | 高リスク | AKI病期 1 | 2 | 3 |
|---|---|---|---|---|
| 可能な限り腎毒性物質を中止する | | | | |
| 体液量と還流圧を担保する | | | | |
| 機能的血行動態モニタリングを考慮する | | | | |
| 血清クレアチニン値と尿量をモニターする | | | | |
| 高血糖を防ぐ | | | | |
| 造影剤を用いない代替策を考慮する | | | | |
| | 非侵襲的精密検査 | | | |
| | 侵襲的精密検査を考慮する | | | |
| | | 腎機能に応じて薬剤投与量を調整する | | |
| | | 腎代替療法を考慮する | | |
| | | ICUへの入室を考慮する | | |
| | | | 可能ならば鎖骨下カテーテルを避ける | |

**図1 AKIの病期に応じた対策と処置**(文献2)より引用改変)

各病期の対策と処置を示す[2].

## 3 CRS type 3の臨床例と疫学

CRSは心臓と腎臓の相互作用によって特徴づけられる．CRS type 3 をひき起こしうるAKIの病態として，造影剤誘発急性腎障害 contrast-induced acute kidney injury(CI-AKI)，他の薬剤性腎症，急性尿細管壊死，急速進行性糸球体腎炎，心臓手術関連急性腎障害 cardiac surgery-associated acute kidney injury(CSA-AKI)，非CSA-AKI，横紋筋融解症，妊娠高血圧症候群などによる水分ナトリウム貯留・電解質異常，これらすべてのAKIが心臓の急性機能不全に寄与する[1,3]．AKIの発症後，急性冠症候群，不整脈，急性心不全を起こす可能性がある．CSA-AKIは体液過剰から，その潜在的な心機能障害の進展に寄与しうる．CSA-AKIはCRS type 1もひき起こしうる．

CRS type 3の疫学研究は，しかしCRS type 1とは対照的に，相対的に不足している．AKIに関する臨床研究のわずかしか，心イベントの発生率を報告していない．その要因として，① 上記のような発症要因

の不均一性，② 心病変を合併する基礎リスクの差異，③ 多くの臨床試験でアウトカムとして心機能障害の発症率の記載がないこと，などがあげられる[1,3]．CRS type 3の発症率を推定し，主要アウトカムについて評価するために，最新の分類に基づくAKIの定義が疫学研究上，検討されるべきとされる．少数の報告を列挙すると，多施設のAKI患者のコホート研究で，合併する頻度の高かった臓器不全は，呼吸器，心血管（つまりCRS type 3），肝不全の順であった．別の報告ではAKIの死因のうち心疾患は15％であった[3]．CI-AKIにおいて，AKI重症度の進行は，心不全による入院のリスクの増加と関連し（Stage Ⅰ：HR 1.48, 95％CI 1.16 to 1.91；Stage Ⅱ/Ⅲ：2.17, 95％CI 1.49 to 3.15），また死亡率についても同様の傾向が示された[4]．CSA-AKIの発症率は0.3〜29.7％との報告がある[1]．しかしCRS type 3の質の高い疫学研究が不足している．今後のAKIの臨床研究には，アウトカムに心血管疾患を含むこと，急性心疾患の発症・進展に関連する因子を抽出・同定についての調査を検討すること，さらにこれら要因は予防・治療できるか調査することが推奨される[3,4]．

## 4 CRS type 3の病態生理（図2）[4]

急性型のCRS（type 1, type 3）のマネジメントは，心腎間の相互作用の多様さ・複雑さから困難も伴う．CRS type 3の病態生理は完全には明らかではないが，単純な容量負荷の範疇を超えると考えられる．すなわちAKIの直接的効果と，間接的効果による臓器障害とに分類される．直接的効果には，AKIは自然免疫，獲得免疫のトリガーとなることがある．AKIモデルの一つ，腎虚血再灌流モデルではAKI発症48時間後の心臓におけるTNF-$\alpha$, IL-1, IL-6, ICAM-1 mRNAレベルの上昇が明らかであり，またこれらは心筋細胞のアポトーシスと，超音波上の心筋抑制性の機能的変化と関連する[4]．炎症性サイトカインの上昇は，慢性心不全患者で心室リモデリング，機能的悪化，慢性の悪液質・死亡に関連する．また同モデルにおいて肺血管透過性亢進，間質浮腫，肺胞出血がみられる．白血球数の上昇は急性心筋梗塞のリスク上昇に関連し，一方，心停止液からの白血球除去が動物モデルの心機能の改善に関

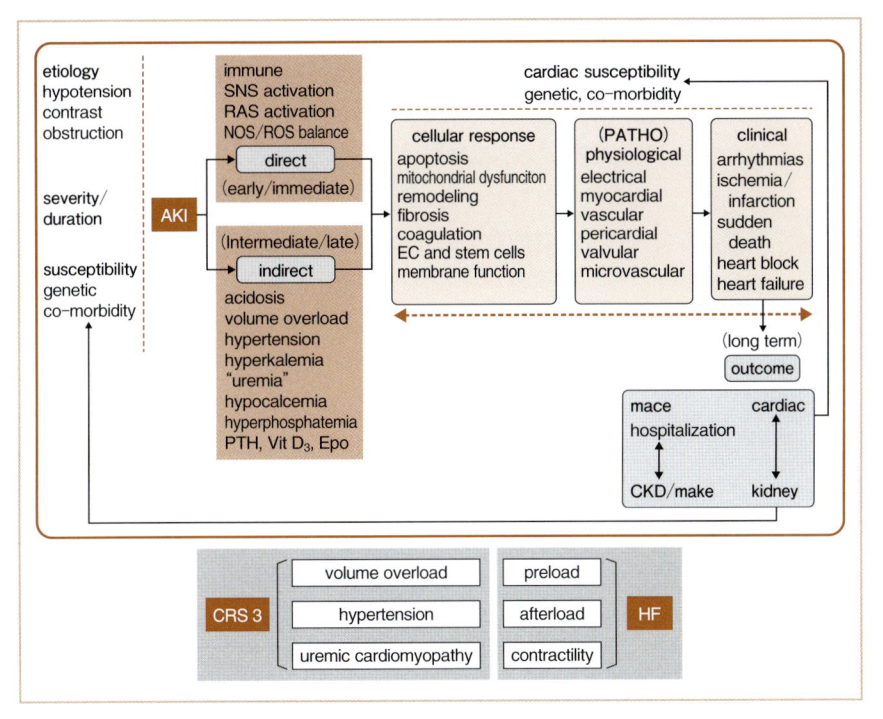

### 図2 CRS type 3 の病態生理

AKI：acute kidney injury, CKD：chronic kidney disease, CRS：cardiorenal syndrome, EC：embryonal carcinoma, Epo：erythropoietin, HF：heart failure, NOS：nitric oxide synthase, PTH：parathyroid hormone, RAS：renin-angiotensin system, ROS：reactive oxygen species, SNS：sympathetic nervous system, Vit D$_3$：vitamin D$_3$

（文献4）より引用改変）

連し，また酸化ストレスが増加（NOS（nitric oxide synthase）/ROS（reactive oxygen species）のバランスの崩壊）する．

AKI が発症し腎臓の生理学的機能が損なわれる結果，加えて敗血症など重度の合併症が間接的に心臓に影響し，体液過剰による浮腫増悪，心の過負荷，全身性高血圧・肺高血圧，肺水腫，心筋障害に寄与する．体液過剰以外の AKI による間接的な効果として，レニン・アンジオテンシン・アルドステロン系 renin-angiotensin-aldosterone system（RAAS），交感神経系を刺激し，さらにその二つの系は相互に作用しうる．容量負荷，交感神経系の緊張により，アンジオテンシンⅡが放出し

最終的に有害な作用（心筋細胞のアポトーシス，心肥大，壊死）をもたらす．AKIによる電解質異常（高カリウム血症に伴うPQ延長，QRS幅拡大，低カルシウム血症に伴うQT延長，その他重度の高マグネシウム血症）は致死的な不整脈の発症に関与する．アシデミアは心筋細胞の代謝を乱し，肺血管収縮・右室の後負荷上昇に寄与，陰性変力作用を持つ．尿毒素の蓄積は心筋収縮力を低下させ，心血管毒性を持つ．加えて，尿毒症は酸化ストレスと炎症を惹起し心不全を悪化させる[1,3,4]．しかしこれらの知見について，慢性腎臓病 chronic kidney disease（CKD）に比してAKIにおけるデータは不十分であるようである．

## 5 CRS type 3の予防，治療

　AKIの発症リスクが高い患者（典型的なCRS type 3シナリオである造影剤，心血管手術の他，臨床的な重症例・敗血症・熱傷・外傷，高リスク手術，腎毒性薬剤など）では，図1にあげる予防策を検討することを勧める[1,3]．一方，CRS type 3の多くの症例で臨床的問題は，ナトリウムおよび水貯留にある．図1の血行動態モニタリング，血清Cr・尿量モニターのうえ，「適切な」体液量・灌流圧を担保し，かえって容量過剰負荷によって心臓代償不全を起こさないよう回避する．AKIの治療としての利尿薬は無効であるが，臨床的に体液過剰の調節目的であれば許容される．慢性心不全など患者のベースとなる心機能，心不全リスクも考慮するべきだろう．CI-AKIのリスク因子として加齢・CKD・CKD合併糖尿病があげられる．その予防策として必要最小限の造影剤・その種類の他，造影剤前後の血行動態管理，特に生理食塩水など等張液の輸液が有効である．ここでも心機能，全身の状態から輸液量の調節は可能である．CSA-AKIを避ける目的のみでオフポンプ冠動脈バイパス手術を避けることも勧められていない．以上のように確立されたガイドラインに則りつつ，潜在的にAKIの誘因となる因子に注意し個々の病態ごとに適切な腎保護的な戦略をとる．

　AKI発症後は，ステージごとのマネジメントを行う．できる限り早期の診断が重要である．AKIの診断基準を満たす18時間以内に腎臓専門医へのコンサルトがピークのCr値の低下に関連するとの報告もある[3]．し

かし，心イベントについての記載はない．AKI 発症高リスク群に対する予防策は継続する．腎毒性の薬剤の有無を洗い出し適切な容量設定ないし中止することも重要である．AKI の病因を診断するため，有効なバイオマーカー（心不全のBNP，NT-proBNP，肝障害の肝酵素・ビリルビン，菌血症：プロカルシトニン・エンドトキシン・培養），画像検査を要する．

　AKI における心代償不全は，主に水ナトリウム貯留である．上述のように，不適切に急速かつ過剰な輸液を避けることで，心代償不全を避けられるかもしれない．心機能など参考に症例ごとの適切な輸液を検討する．体液過剰を避ける目的のみ，利尿薬の使用を検討するが，電解質異常，特にナトリウム異常，低カリウムが生じうる．加えて，AKI による尿毒症，酸塩基平衡（代謝性アシドーシス）は心収縮性とカテコラミンへの応答性が変化しうる．電解質異常，高・低カリウム血症は不整脈予防のために是正されるべきである．適切な時期に腎代替療法による介入も考慮する．透析療法による AKI の諸症状の改善によるメリットを考慮し，単に Cr 値に基づく判断はせず，またいたずらに利尿薬などで腎代替療法開始を遅らせることはない[2]．AKI による体内環境異常を是正することで，CRS type 3 を予防しうる[3]．

## おわりに

　CRS type 3 の概略を病態生理ならびに臨床上の問題点から概説した．CRS type 3 は単なる体液過剰に留まらず，AKI による直接的・間接的な効果が病態の形成に影響する．よって AKI の予防・治療は CRS type 3 の診療に寄与する．さらなる病態の解明，診療・治療の発展には循環器専門医のみならず，腎臓専門医の積極的な関与も望まれる．

### 文献

1) Ronco, C et al：Eur Heart J 2010；31：703-711
2) Kidney Disease：Improving Global Outcomes（KDIGO）Acute Kidney Injury Work Group：Kidney Int Suppl 2012；2：1-138
3) Cruz, DN：Adv Chronic Kidney Dis 2013；20：56-66
4) Bagshaw, SM et al：Contrib Nephrol 2013；182：137-157

〈酒巻裕一・風間順一郎〉

# III 病態－CRS分類に基づく心腎連関の理解：臨床シナリオから考える－

## 4 CRS type 4 (chronic renal failure leading to cardiac dysfunction)

**POINT**
1. 腎機能の悪化に比例して，アテロームも成長するわけではない．
2. スタチンの効果は腎機能が悪化するほど低くなる．
3. 腎機能が悪化するほど，アテローム以外の要因による心血管イベントが増える．
4. 近年の診療変化により腎臓病に合併するアテローム病変は改善している可能性がある．

### ● はじめに

　慢性腎臓病chronic kidney disease(CKD)の概念が臨床に導入されてから10年近くが経過している．そのstageは腎臓病自体の重症度を反映している一方で，stageの段階が上がるごとに心血管病発症のリスクが高まることを意味している．CKD stageはむしろ心血管疾患のリスクの重症度層別化に用いられているといっても過言ではない．こういった背景は，動脈硬化もCKD stageとともに単純に進行していくと考えがちである．

### 1 3つの動脈硬化

　動脈硬化は大きく，内膜病変，すなわち粥腫(プラーク)により血管内腔が狭くなるアテローム硬化(atherosclerosis)と，中膜の肥厚・石灰化により血管壁が硬くなるメンケベルグ型動脈硬化(Mönckeberg's medical calcific sclerosis)，そして小動脈および細動脈壁の硝子様変性を認める細動脈硬化の3種に大別される．
　本稿では，いわゆるアテローム性動脈硬化に焦点を当てて考察してみたい．

## ❷ 腎機能と冠動脈硬化

　　冠動脈病変の合併率を評価するには，少なくとも，① 胸部症状の有無や既往歴が影響していない母集団を対象とし，② 冠動脈病変の診断を確立された方法によって行う必要がある．これらの条件を満たす報告は決して多くはないが，維持透析患者では全体の 45 〜 72 ％に，透析導入時患者を母集団とした検討では 42 〜 63 ％に有意な冠動脈病変を認めるとしている[1〜7]．一方で，CKD stage 4 〜 5 といった，造影剤の使用を可能な限り避けるべき時期における，冠動脈病変スクリーニングの報告はない．約 4,600 例を対象に冠動脈造影を行い，2 枝以上の重症冠動脈病変の合併頻度を報告した論文がある[8]．この研究の対象患者は，最低でも冠動脈 1 枝病変があり，このため腎障害の程度にかかわらず冠動脈造影を施行している．CKD stage 別にみた重症の冠動脈病変合併率は 27 ％から 53 ％へと，CKD stage が 1 から 5 へ上がるごとに，その合併率は上昇している．しかしながら，対象患者がすでに 1 枝病変を合併している高リスク患者を対象としており，純粋な冠動脈病変有病率を反映しているとは言い難い．冠動脈 CT による冠動脈病変スクリーニングの結果を CKD stage ごとに示した結果が韓国から報告されている[9]．無症候の健康診断のデータを解析したものである．非 CKD，CKD 1 〜 2，CKD 3 の蛋白尿なし，CKD 3 の蛋白尿ありの順に，冠動脈病変合併率はそれぞれ 2.9 ％，7.1 ％，8.1 ％，16.7 ％と報告されている．残念ながら，この報告でも，CKD 4 〜 5 の合併率は明らかにされていない．しかしながら，CKD stage の進行とともに心血管イベントが増加することを踏まえれば，冠動脈病変の合併率は並行して増えると考えたくなる．

## ❸ CKD stage と粥腫内の性状変化

　　冠動脈形成術を施行する際に血管内超音波検査で責任病変の粥腫内の脂質の量と推定糸球体濾過値 estimated glomerular filtration rate (eGFR) の関連を検証した報告がある．eGFR 30 m$l$/min/1.73 m$^2$ 以上までは，粥腫内の脂質の量と eGFR の間には強い逆相関を認めている[10]．すなわち中等度の腎障害までは，いわゆるアテローマは徐々に成熟して

いくのかもしれない．一方，粥腫の成熟スピードと腎機能の関連を頸動脈硬化で評価した研究がある．興味深いことに，腎機能が悪化するに従い，年間の粥腫の成熟スピードが落ちてくることを示している[11]．久山町研究の病理解剖所見でも，いわゆる冠動脈硬化の病理分類のⅣ型，すなわちアテロームの頻度は，CKD stage 4〜5では減少してくること[12]を示唆している．こういった現象は総合的に評価すると，粥腫はCKD stageとともに単純に成長していくわけではなく，CKDの末期では粥腫内の性状が変化していくことを示唆している．実際に血管内超音波検査を用いた冠動脈硬化の粥腫内の性状を調べた研究では，泡沫細胞を含む高脂質壊死領域（necrotic core；NC）とカルシウム成分を多く含む領域（dense calcium；DC）の比（NC/DC比）もCKD進行とともに低下が確認されている[13]．

### 4　HMG-CoA還元酵素阻害薬の効果からの考察

　現在までに末期CKD患者におけるHMG-CoA還元酵素阻害薬による心血管疾患発症のリスク低下を検証した無作為化比較試験が3つある．2型糖尿病透析患者を対象にした4D試験[14]では，十分にLDLコレステロールの低下が得られても，複合一次エンドポイントのリスクの低下は8％にとどまり，統計学的にも有意ではなかった．また，糖尿病患者を含む透析患者を対象としたAURORA試験[15]でも，HMG-CoA還元酵素阻害薬による心血管疾患発症のリスク低下は4％にとどまっている．SHARP試験[16]は，保存期と透析期の両方の患者を対象にHMG-CoA還元酵素阻害薬と小腸コレステロールトランスポーター阻害薬の併用効果をプラセボと比較した試験である．心血管疾患発症リスクは全体で17％低下し，統計学的にも有意なものとなっている．興味深いことは，これを層別化すると，保存期CKD患者で解析した結果においてリスク低下は22％であり，統計学的にも有意であったものの，透析患者では10％低下にとどまり，統計学的にも有意ではない結果であった．こういった側面から考えてみても，冠動脈硬化の病態は腎臓病の進行とともに刻々と変化している可能性が示唆される．

## 5 心筋酸素需給バランスの破綻

　言うまでもなく，心筋虚血は心筋の酸素需給バランスの破綻によって起こる．近年の冠動脈インターベンション治療の劇的な進歩や治療成績の向上，予後の改善から，虚血性心疾患の発症には冠動脈有意狭窄病変，あるいはそれに起因する血栓閉塞や狭窄が必須であると考えがちである．2012年に報告された The third universal definition of myocardial infarction[17]では，心筋梗塞の発症には内腔の狭窄は必須ではなく，心筋酸素需要の亢進のみによっても心筋が壊死を起こしトロポニンTが上昇する病態がありうることを改めて強調している．こういった背景から，心筋梗塞の発症病態生理により5つのタイプに分けることが提唱されている．そのType 2はいわゆる心筋酸素需給バランスに破綻した病態で，冠動脈狭窄とは関連なく発症することが特徴とされている．その背景として冠微小血管の内皮障害や，冠攣縮，冠塞栓症，頻脈性不整脈や徐脈性不整脈，貧血，呼吸不全，低血圧，高血圧や左室肥大を合併した高血圧などがあげられている．

　CKDが進行しstage 4を超えてくると，ここにあげられている多くの背景因子を満たしてくることがわかる．いうまでもなく，体液貯留を伴う薬物抵抗性の高血圧を合併する頻度は高くなり，それと並行して，心エコーで計測した左室心筋重量も増してくることが報告されている[18]．一方で，腎性貧血が顕著になるのもCKD stage 4以降である[19]．すなわち，腎臓病の進行とともにいわゆる心筋酸素需給バランスの破綻をきたす病態が重積してくることになる．実際にType 1とType 2の心筋梗塞の臨床背景を比較した研究では，Type 1と比較してCKD患者の合併頻度がType 2で約1.7倍高いことが報告されている[20]．

## 6 CKD stageと非ST上昇型心筋梗塞

　維持透析患者と非透析患者で心筋梗塞の初診時の背景を比較した大規模な研究がある．透析患者では，胸痛，胸部圧迫感，といった典型的な症状は低頻度で左心不全症状を呈することが多く，また心電図所見もST上昇ではなく非特異的ST変化を呈することが多いことが報告され

ている[21]．すなわち，非ST上昇型の心筋梗塞が多いことを示している．透析患者と非透析患者では心筋梗塞の主の発症病態が異なることを示唆している．この病態の変化はCKDの時期のどのあたりから起こるのであろうか．約20,000人の心筋梗塞患者のレジストリーデータは興味深いことを報告している．CKD 1～3期では心筋梗塞の約3分の2はST上昇型を示すのに対して，その比率はCKD 4期から逆転し3分の2は非ST上昇型となる[22]．ST上昇型心筋梗塞は粥腫の破裂や血栓形成に伴う，冠動脈の完全閉塞に起因する心筋壊死が主病態と考えられるが，そういった病態の頻度は末期腎臓病に近づくほど減少してくることを示唆している．心筋酸素需給バランスの破綻に起因する病態が増加していることを意味しているのかもしれない．

## 7 粥状動脈硬化は改善してきている？

CKDが心血管疾患のリスクとして世界的に認知[23]されてから，約15年が経過しようとしている．この間，CKD診療は大きく変化してきている．降圧および腎臓病進行抑制目的としたレニン・アンジオテンシン系阻害薬の使用，脂質異常症に対するスタチンの使用はCKD患者でも増加している．透析導入時の冠動脈病変をスクリーニングした研究で興味深い報告がある．心臓病の既往のない末期腎臓病患者の透析開始時の冠動脈病変合併率は，1993～1995年では約55％であったが，その後徐々に減少し2010年前後では15％にまで減少していることが報告されている．この間，脂質異常症や慢性炎症の改善，また並行してレニン・アンジオテンシン系阻害薬やスタチン，赤血球造血刺激因子erythropoiesis stimulating agent（ESA）製剤の使用率の上昇も確認されている[24]．CKD診療の変遷による冠動脈硬化の改善を間接的に証明しているのかもしれない．

## おわりに

本稿では，CKDのstageごとに冠動脈硬化，冠動脈病変，心筋梗塞といった病態がそれぞれどのような変化をするのかを捉えてみた．その情報を大まかに整理するならば，心筋虚血という病態を考えた時，CKDの

末期は粥状硬化対策だけではなく，心筋酸素需要を高める，心筋酸素需給バランスの破綻をきたす病態に目を向ける必要があるのかもしれない．粥状硬化対策が功を奏して，冠動脈有意狭窄病変が減少し，急性冠症候群 acute coronary syndrome（ACS）も減少してくることが期待されるならば，有意狭窄病変のない虚血性心疾患をどう扱うかがこれからの診療の焦点になる．

● 文献
1）Joki, N et al：Nephrol Dial Transplant 1997；12：718-723
2）Yasuda, K et al：J Am Soc Nephrol 2006；17：2322-2332
3）Gowdak, LH et al：Coron Artery Dis 2007；18：553-558
4）Soubassi, LP et al：Int J Artif Organs 2007；30：253-257
5）Hase, H et al：Ther Apher Dial 2006；10：321-327
6）Hase, H et al：Kidney Int 2006；70：1142-1148
7）Ohtake, T et al：Am Soc Nephrol 2005；16：1141-1148
8）Reddan, DN et al：J Am Soc Nephrol 2003；14：2373-2380
9）Cho, I et al：Atherosclerosis 2010；208：406-411
10）Miyagi, M et al：Nephrol Dial Transplant 2010；25：175-181
11）Rigatto, C et al：Clin J Am Soc Nephrol 2009；4：291-298
12）Nakano, T et al：Am J Kidney Dis 2010；55：21-30
13）Kono, K et al：Kidney Int 2012；82：344-351
14）Wanner, C et al：N Engl J Med 2005；353：238-248
15）Fellstrom, BC et al：N Engl J Med 2009；360：1395-1407
16）Baigent, C et al：Lancet 2011；377：2181-2192
17）Thygesen, K et al：J Am Coll Cardiol 2012；60：1581-1598
18）Levin, A et al：Am J Kidney Dis 1999；34：125-134
19）Akizawa, T et al：Clin Exp Nephrol 2011；15：248-257
20）Baron, T et al：Heart 2015；101：101-106
21）Herzog, CA et al：Circulation 2007；116：1465-1472
22）Bae, EH et al：Am J Kidney Dis 2012；59：795-802
23）Sarnak, MJ et al：Circulation 2003；108：2154-2169
24）Iwasaki, M et al：J Atheroscler Thromb 2014；21：593-604

〈常喜信彦〉

#  IV

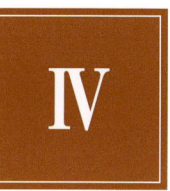

# 体液管理に必要な腎機能・腎障害を何ではかるか
―具体的なメルクマールとは―

# IV 体液管理に必要な腎機能・腎障害を何ではかるか－具体的なメルクマールとは－

## 1 心不全急性期管理での腎指標

> **POINT**
> 1. 血清クレアチニン上昇と尿量減少が腎低灌流の指標として広く用いられてきた.
> 2. 血清クレアチニンと尿量だけは, 腎低灌流(腎前性)と腎組織障害(腎性)の区別が不可能である.
> 3. 尿沈渣, 尿中バイオマーカー測定を加えることで, 腎臓に生じている組織学的な破壊の程度がモニターできる.

### 1 心不全急性期における病態把握

　心不全急性増悪acute decompensated heart failure(ADHF)は急性冠症候群acute coronary syndrome(ACS)と並んでICU/CCUでの診療を要する急性期循環器疾患であり, 複数のモニタリング指標をもとに厳密な体液管理が必要とされる. 急性心不全の分類として古くから用いられてきたForresterの分類は, Swan-Ganzカテーテルを用いて測定した心係数と肺動脈楔入圧から4つのサブセットに分類するものである. 近年, NohriaはForresterの分類に対応した臓器うっ血と組織低灌流による4分類を, 自覚症状と身体所見のみで置き換えることを提唱した(図1)[1]. 簡便な方法である上に予後予測や治療方針決定に有用であることから, 急性心不全治療の場面においては広く用いられている. このNohriaの分類においては, ProfileBとCの予後が有意に悪かったことが報告されており, うっ血の存在が強い予後規定因子であることが示唆される.

### 2 心不全急性期における腎機能・腎障害をどのように考える？

　2012年にKDIGOが提唱した急性腎障害acute kidney injury(AKI)診断基準には血清クレアチニンserum creatinine(sCre)と尿量によってAKIの診断および重症度が判断される(表1)[2]. ADHFにおいて急性

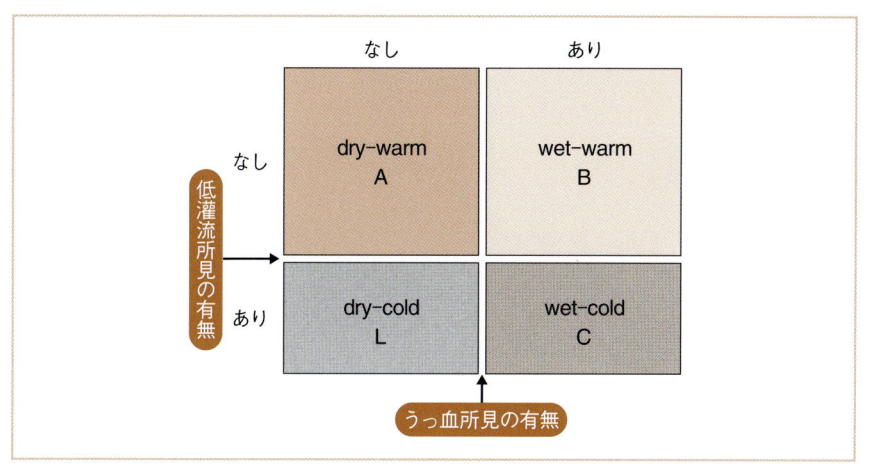

## 図1 Nohriaの分類

うっ血の所見：起座呼吸，頸静脈圧の上昇，肺雑音，肝頸静脈逆流，腹水，浮腫
低灌流所見：小さい脈圧，交互脈，有症状の低血圧，四肢冷感，傾眠傾向
（文献1）より引用改変）

## 表1 KDIGOによるAKI診断と重症度分類

| 定義 | 1. ΔsCre＞0.3 mg/dl（48 h以内）<br>2. sCreの基礎値から1.5倍上昇<br>3. 尿量0.5 ml/kg/h以下が6 h以上持続 ||
|---|---|---|
|  | sCre値 | 尿量 |
| Stage 1 | ΔsCre＞0.3 mg/dl or<br>sCre 1.5～1.9倍上昇 | 0.5 ml/kg/h未満6 h以上 |
| Stage 2 | sCre 2.0～2.9倍上昇 | 0.5 ml/kg/h未満12 h以上 |
| Stage 3 | sCre 3.0倍～上昇<br>or sCre＞4.0 mg/dlまでの上昇<br>or 腎代替療法開始 | 0.3 ml/kg/h未満24 h以上<br>or 12 h以上の無尿 |

（文献2）より引用改変）

にsCreが上昇することはworsening renal function（WRF）として認識されており，高頻度に発生して強い予後悪化因子であることは数多くの疫学研究にて報告されている．一方，尿量減少が生じた場合には，必ずしも腎障害を反映するものではなく，組織低灌流の徴候の一つとして認識される場合もある．すなわち，腎臓の組織的障害が生じていない可逆

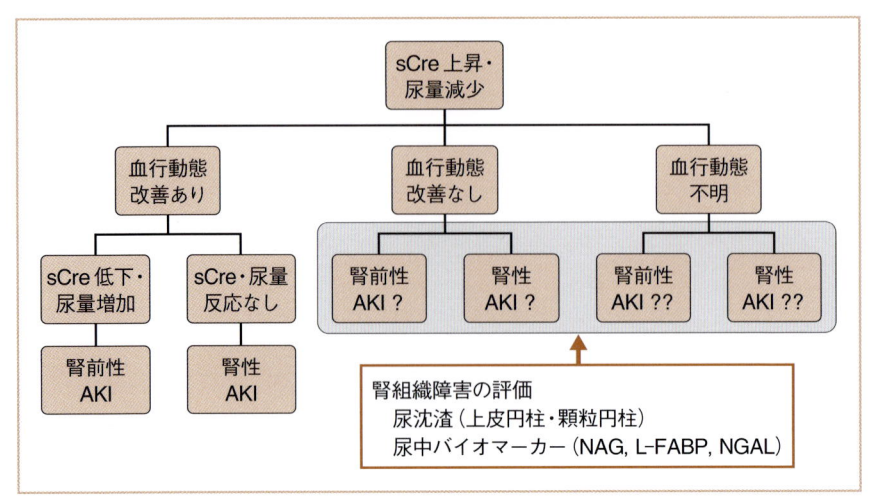

図2 心不全急性期における腎障害の評価

　的な段階で急激かつ一過性の腎低灌流をきたした場合には，適切な血行動態に改善することで尿量が増加すれば，腎障害が生じたのではなく心不全による低灌流が存在していたと解釈されるであろう（腎前性AKI）．あるいは，血行動態の改善や利尿薬投与を行っても尿量増加が認められなかった場合には，腎臓の障害が存在していると判断される（腎性AKI）．尿量のみならずsCreにおいても同様で，特にBUN/Cre比が高い状況でのsCreの増加はprerenal azotemiaとも呼ばれ，腎組織灌流圧の低下を示唆する．そして，実際の臨床で数多く経験されるように高度かつ一定期間持続した腎低灌流は，腎毒性物質や敗血症などその他の因子とともに，腎実質に障害をきたす（腎前性から腎性AKIへの移行）．
　臨床的に問題となるのは，心不全の血行動態改善が不十分であるのか，腎実質の組織学的障害がどの程度生じているのか，という疑問に対して，sCreおよび尿量のみでは判断できないことである（図2）．古くから提唱されてきた$FE_{Na}$，$FE_{UN}$，BUN/Cre比，尿比重などがこのような状況では有用であると教科書的には記載されているが，依然としてこのような疑問が話題となる現状を考えると，決定的な判断材料にはなり得ていないと考えられる．

## ③ 腎障害を適切にモニターするには？

　血管内皮細胞，足細胞（上皮細胞：ポドサイト），メサンジウム細胞で構成される糸球体は，低灌流や虚血・低酸素には抵抗性であり，ADHFにおいてもその解剖学的構築が破壊されることはほとんどない．一方，腎髄質および皮髄境界に存在する尿細管上皮細胞は虚血・低酸素により容易に障害を受け，古典的には急性尿細管壊死 acute tubular necrosis（ATN）をきたすとされている．この尿細管構造の組織学的破壊はsCre上昇および尿量減少をきたすが，尿細管上皮細胞は再生能に富んでいるため，数日から数週間の経過でほぼ元通りに修復される．尿細管の組織学的障害の有無あるいは程度により，腎前性AKIあるいは腎性AKIとして認識される病態が規定されると考えてよい．

　先に述べたようにsCreおよび尿量では尿細管の組織学的障害は判断できない．最も確実な方法は腎生検であるが，その代替として尿沈渣による評価と新規尿中バイオマーカー測定があげられよう．尿沈渣は古典的な検査法であり，糸球体腎炎・ネフローゼにおいて認められる変形赤血球や赤血球円柱，卵形脂肪体などが広く知られているが，ATNを生じた腎より排泄された尿には顆粒円柱や上皮細胞円柱が認められる．Perazellaらは尿沈渣におけるスコアリングがAKI症例の予後予測に有用であったことを報告している[3]．新規尿中バイオマーカーはAKIの早期診断を目的として開発されてきたが，尿細管上皮細胞由来の物質であることから，腎前性AKIと腎性AKIの鑑別に有用であるとの報告がある[4]．わが国においては，β-D-NアセチルグルコサミニダーゼN-acetyl-β-D-glucosaminidase（NAG），L型脂肪酸結合蛋白L-type fatty acid-binding protein（L-FABP），好中球ゼラチナーゼ関連リポカリンneutrophil gelatinase-associated lipocalin（NGAL）が体外診断薬として承認されており，実臨床で測定可能である．sCreおよび尿量は腎臓のfunctionalな要素を反映している一方，これらの尿中バイオマーカーは尿細管上皮細胞の組織学的障害を反映していることから，2つの組み合わせによって腎性AKIと腎前性AKIの鑑別が可能になると提唱されている[5]（図3）．

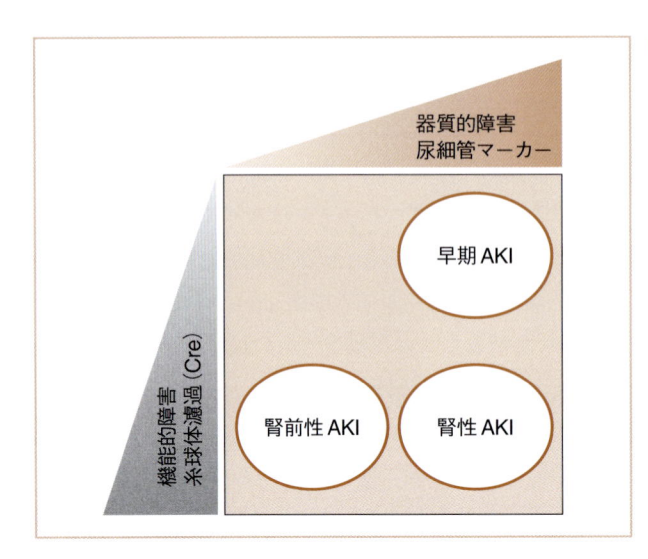

図3 血清クレアチニンと尿細管マーカーによるAKI鑑別診断

## おわりに

　心不全急性期にsCre上昇あるいは尿量減少がみられた場合，腎生検の代替として尿沈渣あるいは尿中バイオマーカー測定を追加することで，腎臓の組織学的障害がどの程度進展しているかを評価する必要がある．組織学的な破壊が軽度であれば腎低灌流の改善が不十分であると判断できる．一方，腎尿細管上皮細胞の障害が高度であれば，たとえ血行動態を十分に改善させてもsCreおよび尿量の早期の改善は期待できず，利尿薬の増量あるいは血液浄化導入を検討する必要があると考える．

● 文献
1) Nohria, A et al：J Am Coll Cardiol 2003；41：1797-1804
2) Kidney Disease：Improving Global Outcomes（KDIGO）Acute Kidney Injury Work Group：Kidney Int Suppl 2012；2：1-138
3) Perazella, MA et al：Clin J Am Soc Nephrol 2010；5：402-408
4) Doi, K et al：Kidney Int 2012；82：1114-1120
5) Murray, PT et al：Kidney Int 2014；85：513-521

（土井研人）

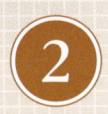

# Ⅳ 体液管理に必要な腎機能・腎障害を何ではかるか−具体的なメルクマールとは−

## ② 心不全慢性期管理での腎指標

**POINT**
1. 慢性心不全は腎障害を伴いやすく，2型心腎症候群と呼ばれる．
2. レニン・アンジオテンシン・アルドステロン系や交感神経活性の亢進，腎うっ血などが原因となる．
3. 糸球体濾過量低下とアルブミン尿増加は最強の予後予測因子である．
4. NGALなど新たな尿細管傷害マーカーの意義が注目される．
5. 血漿脳性ナトリウム利尿ペプチドや蛋白尿との組み合わせでより病態が評価できる．

### ● はじめに

　心不全にはしばしば腎機能障害を伴い，急性腎障害 acute kidney injury（AKI）の発症，あるいは慢性的な腎機能低下（慢性腎臓病 chronic kidney disease；CKD）が心血管死増加など予後の悪化につながることはよく知られている．この心臓と腎臓の相互関係は心腎症候群 cardio-renal syndrome（CRS）と称され，慢性心不全から腎障害が発症・進行する病態は，CRS type 2 と呼ばれる．この病態の成立には種々のメカニズムが関与するが，特にレニン・アンジオテンシン・アルドステロン renin-angiotensin-aldosterone（RAA）系と交感神経系の活性化が重要と考えられる．さらに最近では，腎うっ血や慢性炎症の意義も示されている[1,2]．

　心不全慢性期での腎臓の病態評価において，尿検査はその簡便性と腎臓に対する特異性から，血液検査よりも優位性が高いと考えられる．これまで，特にアルブミン尿・蛋白尿測定の意義が数多く報告されてきた[3]．しかし，実際の循環器科診療の現場では必ずしも繁用されていない．一方，近年の研究により多くの尿バイオマーカーが報告され，それらの臨床的意義の解明が進められている．さらに，これらのマーカーが腎の病

態のみならず，心臓の病態評価や予後予測にも有用である可能性が示されつつある[3].

今後，これらの腎指標を用いて，慢性心不全患者の管理へと応用されることが期待される．本稿ではこれらを含めた管理の実際と展望について概説する．

## 1  2型心腎症候群の病態

### a. 神経体液性因子の異常が最も重要

2型心腎症候群の病態には複数のメカニズムの関与が想定されるが，そのうち最も重要なのが神経体液性因子の異常である．なかでもRAA系と交感神経系，そして抗利尿ホルモンの活性化が中心的役割を演じる．その際に腎でのNa利尿ペプチド（心房性ナトリウム利尿ペプチド atrial natriuretic peptide；ANP，脳性ナトリウム利尿ペプチド brain natriuretic peptide；BNP）抵抗性の存在も重要である．

### b. 血行動態因子は上流に位置

さらには，血行動態因子としての腎虚血と腎静脈うっ血の意義が示唆される．以前は腎血流量低下によるいわゆる腎前性の要素が主と考えられてきたが，最近の考え方は，慢性の腎静脈うっ血による糸球体濾過量 glomerular filtration rate（GFR）低下，またそれに伴うRAA系・交感神経系亢進と尿細管ナトリウム再吸収亢進の重要性が示唆されている[1,2]．

### c. 局所メカニズムとしての炎症と酸化ストレス

上記の血行動態の異常に伴って，腎間質の浮腫が慢性炎症と酸化ストレスを誘導し，病態の悪化を促すとされる．したがって，治療に際して大切なのは，神経体液性因子の是正を常に念頭におきながら，腎循環を改善し腎うっ血を解除することである．

## 2  心不全管理指標としての腎バイオマーカー

### a. 尿中アルブミンは最も強力な予後予測因子，蛋白尿測定でも可

慢性心不全患者では有意に尿アルブミン排泄高値を認める．そして，

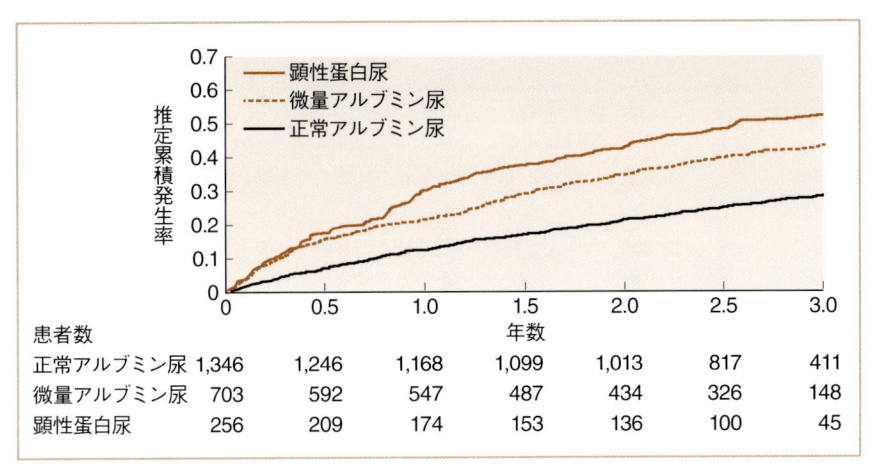

**図1 アルブミン尿別でみた慢性心不全による死亡ないし入院のリスク**
顕性蛋白尿（色線），微量アルブミン尿（色破線）は正常アルブミン尿（黒線）と比べ明らかなリスクとなる（CHARM study）．（文献3）より引用改変）

いわゆる「微量アルブミン尿」(30～300 mg/gCr)のレベルから，明らかな心血管イベントのリスクとなる[3]（**図1**）．外来のスポット尿で測定でき，GFR低下とともに最も強力な予後予測因子である[4]．

現在わが国では，尿中アルブミン測定の保険適用は早期糖尿病性腎症に限られており，代わりに尿蛋白測定(0.15～0.5 g/gCrに相当)での評価が実際的であろう．心不全の原因や既存の腎疾患によって患者ごとのレベルは大きく異なるが，その推移を調べることは重要であり，尿蛋白減少を目指した心不全治療を行うべきである．

### b. 注目される新たなバイオマーカーNGAL

好中球ゲラチナーゼ関連リポカリンneutrophil gelatinase-associated lipocalin(NGAL)は好中球の産生する静菌作用を持つ蛋白であり，敗血症などで著増する．その後，腎発生に必須の因子であること，続いてAKIの際に腎尿細管での産生が著増し，尿中・血中NGAL上昇が腎障害の超早期マーカーとなることが示された[3]．さらに，心不全患者において，尿中・血中NGALは優れた予後予測マーカーとなることが示さ

表1 心不全と関連する腎バイオマーカーとその特徴

| バイオマーカー | 急性心不全 | 慢性心不全 | 腎障害 |
|---|---|---|---|
| クレアチニン (Cr) | Ccrは予後と相関<br>尿Crは尿濃縮の指標 | Ccrは予後と相関<br>尿Crは尿濃縮の指標 | 血清Cr↑はAKIの定義 |
| シスタチンC | 血清値↑は死亡と相関 | 血清値↑は死亡と相関 | ND |
| NAG | ND | ↑ | AKIを予測 |
| NGAL | 血清値↑は予後と相関 | 血清値↑は腎障害・心不全重症度と相関 | 血清値↑は心不全においてAKIを予測<br>尿中↑はAKIの診断 |
| KIM-1 | ND | 尿中↑は重症度と相関 | 種々の病態でAKIを予測 |
| IL-18 | ND | ND | 尿中↑はAKIを予測 |
| L-FABP | ND | 血清値↑ | 尿中↑はAKIの診断 |
| 尿Na (FE$_{Na}$) | ↓（腎前性腎不全）<br>↑（利尿薬治療の影響） | ↓（RAA系亢進と関連） | ↓（腎前性腎不全）<br>↑（腎性腎不全） |

Ccr：creatinine clearance, NAG：N-acetyl-β-D-glucosaminidase, NGAL：neutrophil gelatinase-associated lipocalin, KIM-1：kidney injury molecule-1, IL-18：interleukin 18, L-FABP：liver-type fatty acid-binding protein, FE$_{Na}$：fractional excretion of sodium, ND：no data

（文献3）より引用一部改変）

れつつある[3,5]．また，腎疾患ではAKIのみならず，CKDでも尿中NGALの推移が治療効果判定に有用である可能性が示唆される．

NGALは現在，尿中測定がAKIのマーカーとして厚労省より認可され，臨床での応用が期待される．また，すでにAKI診断の保険適用を有するマーカーとして，尿中L-FABP（liver-type fatty acid-binding protein）があるが，心不全との関連は明らかでなく，今後の検討が待たれる．

### c. 複数のバイオマーカーの組み合わせも重要

腎障害の診断・予後予測に有用とされる腎バイオマーカーを，心不全との関連を含めて**表1**に示す．それぞれの特徴と使い分けについては，さらなる検討が必要であるが，心不全管理に関してこれら複数の組み合わせが重要と考えられる[3]（**図2**）．また，血中NGALとBNPとの組み合わせの有用性も示され[5]（**図3**），今後，心不全慢性期管理における活用が期待される．

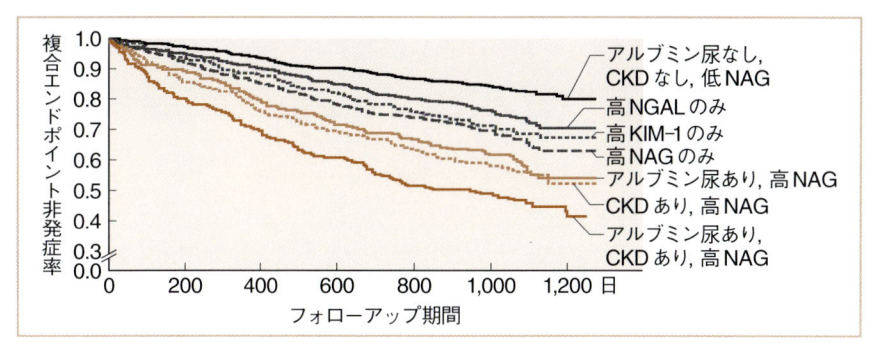

**図2　尿中バイオマーカーと全死亡ないし慢性心不全による入院のリスク**
尿NGAL，KIM-1，NAGの上昇はそれぞれ有意のリスク因子であり，アルブミン尿陽性（>30 mg/gCr），腎機能低下（CKD：eGFR<60 m*l*/分/1.73 m$^2$）および尿NAG高値が重なると最も高リスクとなる（GISSI-HF study）．（文献3）より引用改変）
NAG：N-acetyl-β-D-glucosaminidase，NGAL：neutrophil gelatinase-associated lipocalin，KIM-1：kidney injury molecule-1，CKD：慢性腎臓病，eGFR：推定糸球体濾過量

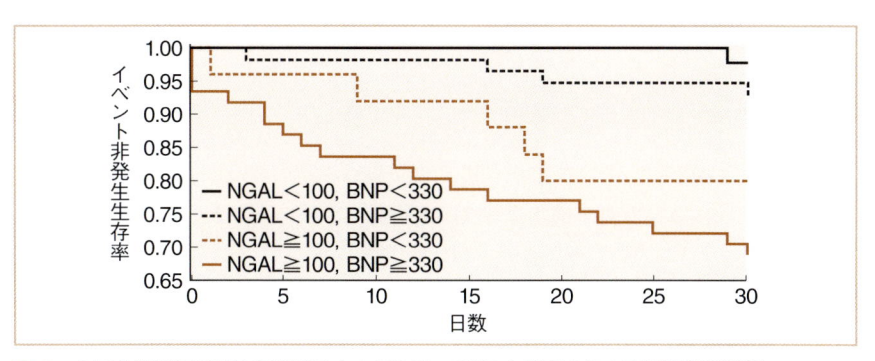

**図3　心不全患者における退院時の血中NGAL，BNPと心不全による再入院の関係**
退院時のNGAL濃度高値は明らかなイベント発生リスクであり，BNP高値との合併でさらにリスクが上昇する．（文献5）より引用改変）
NGAL：neutrophil gelatinase-associated lipocalin，BNP：脳性ナトリウム利尿ペプチド

### ●文献
1) House, AA：Clin J Am Soc Nephrol 2013；8：1808-1815
2) Cruz, DN et al：Contrib Nephrol 2013；182：117-136
3) Valente, MA et al：Prog Cardiovasc Dis 2012；55：44-55
4) Moukarbel, GV et al：Eur J Heart Fail 2014；16：289-299
5) Maisel, AS et al：Eur J Heart Fail 2011；13：846-851

（向山政志）

# Ⅳ 体液管理に必要な腎機能・腎障害を何ではかるか―具体的なメルクマールとは―

## ③ 尿細管・集合管の機能

**POINT**
1. 尿量は糸球体濾過量ではなく溶質/尿浸透圧，抗利尿ホルモン作用により決まる．
2. 体液管理には Na 利尿薬・水利尿薬，体外循環を用いた体外限外濾過療法（ECUM）があるが，単純な水バランスだけではなくそれぞれ Na 排泄量が異なる．
3. 利尿薬抵抗性の際には作用部位に薬剤が到達しているか，投与回数が適切であるか，その他の部位で Na 再吸収亢進が起きていないかが重要である．

● はじめに

　尿は糸球体毛細血管からボウマン囊へ大量の体液が濾過され，続く尿細管にて電解質・酸塩基平衡・尿濃縮/希釈の調整が行われることで生成される．尿量に関係するのは尿濃縮/希釈であり，これは主に集合管の機能である．心不全治療の一つとして「体液量の調整」があるが，その方策に，① 利尿薬による利尿，② 体外限外濾過 extracorporeal ultrafiltration method（ECUM）による除水があげられる．
　本稿では，水分の出納に関わる尿濃縮/希釈機構および利尿薬作用，ECUM につき概説する．

### 1 利尿薬による体液量調整

#### a. 尿濃縮/希釈機構

　糸球体で濾過された原尿の浸透圧は血漿浸透圧に等しい約 300 mOsm/$l$ である．近位尿細管では等張的再吸収を受けるため，浸透圧は変化しない．ヘンレ係蹄の下行脚で溶質の再吸収を伴わない水の再吸収により，浸透圧は 600～1,200 mOsm/$l$ までいったん上昇し，その後，上行脚において水

**図1 バソプレシンと溶質排泄が尿量に及ぼす影響**

(文献2)より引用改変)

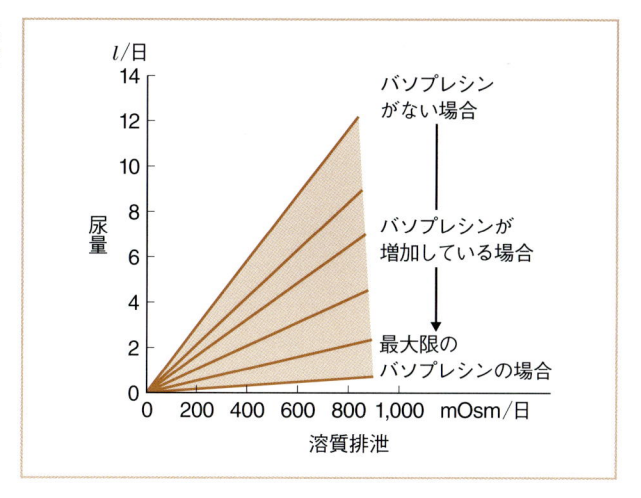

の再吸収を伴わない溶質(Na/K/Cl)のみの再吸収により,遠位尿細管での尿浸透圧は約50〜100 mOsm/$l$にまで希釈される.ここからが尿の希釈/濃縮の分かれ目であるが,集合管への抗利尿ホルモンantidiuretic hormone (ADH)作用で50〜1,200 mOsm/$l$の幅で濃縮され最終尿となる.ADHは皮質集合管においてV$_2$受容体を介して尿細管細胞に作用し,尿細管腔側の細胞膜にアクアポリンの発現を促し,水が再吸収される[1].

## b. 尿量≠糸球体濾過量(GFR)

尿量は糸球体濾過量glomerular filtration rate (GFR)ではなく内因性の二つの要素,① 排泄される溶質の量,② ADHの影響に関連しており,尿量($l$) = 排泄される溶質(mOsm)/尿浸透圧(mOsm/$l$)である.定常状態では摂取量=排泄量となるので,溶質の摂取量が減れば溶質排泄量が減少し,尿量も減少することになる.

図1[2]は溶質の排泄量が増加すると尿量が直線的に増加することを示している.しかしこれは,尿量が希釈されているか濃縮されているかにより劇的に影響を受ける.例えば600 mOsmの溶質摂取の場合,ADHの作用がまったくない最大希釈尿(尿浸透圧50 mOsm/$l$)では尿量12 $l$,ADH作用が最大の最大濃縮尿(尿浸透圧1,200 mOsm/$l$)では尿量0.5 $l$

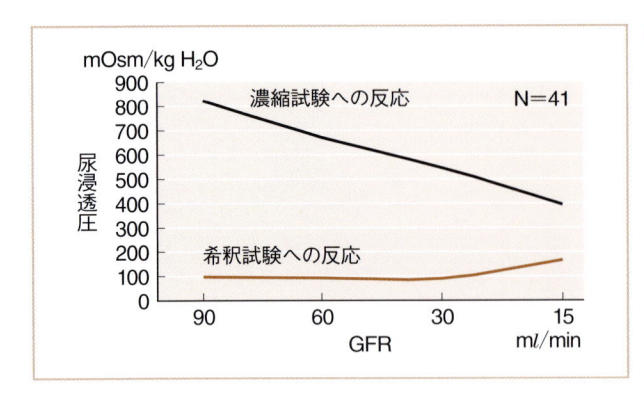

**図2 慢性腎臓病の尿希釈能力と濃縮能力**
（文献3）より引用改変）

と，尿量は0.5～12 l までの差がある．

GFR低下に伴い尿濃縮力および希釈能力は低下するが，希釈障害は晩期まで保たれる．**図2**[3)]は慢性腎臓病chronic kidney disease（CKD）における尿希釈能力と濃縮能力についての反応である．CKDが進行するにつれ，尿浸透圧は血漿浸透圧に収束する．したがって急性腎障害acute kidney injury（AKI）であれCKDであれ，高度腎機能障害者においては溶質摂取量がより重要な尿量の規定因子となる．

## 2 利尿薬の作用機序・作用部位

### a. Na利尿薬と水利尿薬

いわゆる利尿薬はNa利尿薬であり，Naの再吸収を抑制することにより利尿効果を発揮する薬剤である．糸球体で濾過されたNaの約60％が近位尿細管で再吸収され，ループ利尿薬の作用するヘンレ係蹄の太い上行脚（thick ascending limb；TAL）で約30％が再吸収される．サイアザイド系利尿薬やK保持性利尿薬の作用する遠位尿細管，集合管でのNaの再吸収量はそれぞれ7％，2～3％．TAL以降におけるNa再吸収量は管腔液流量に比例して増加可能であるため，近位尿細管のNa再吸収を抑制しても実質的な利尿効果は得られず，TAL以降のNa再吸収を抑制する薬剤が利尿薬として使用される（**図3**）[4)]．

一方，水利尿薬であるトルバプタンは，バソプレシン$V_2$受容体を選

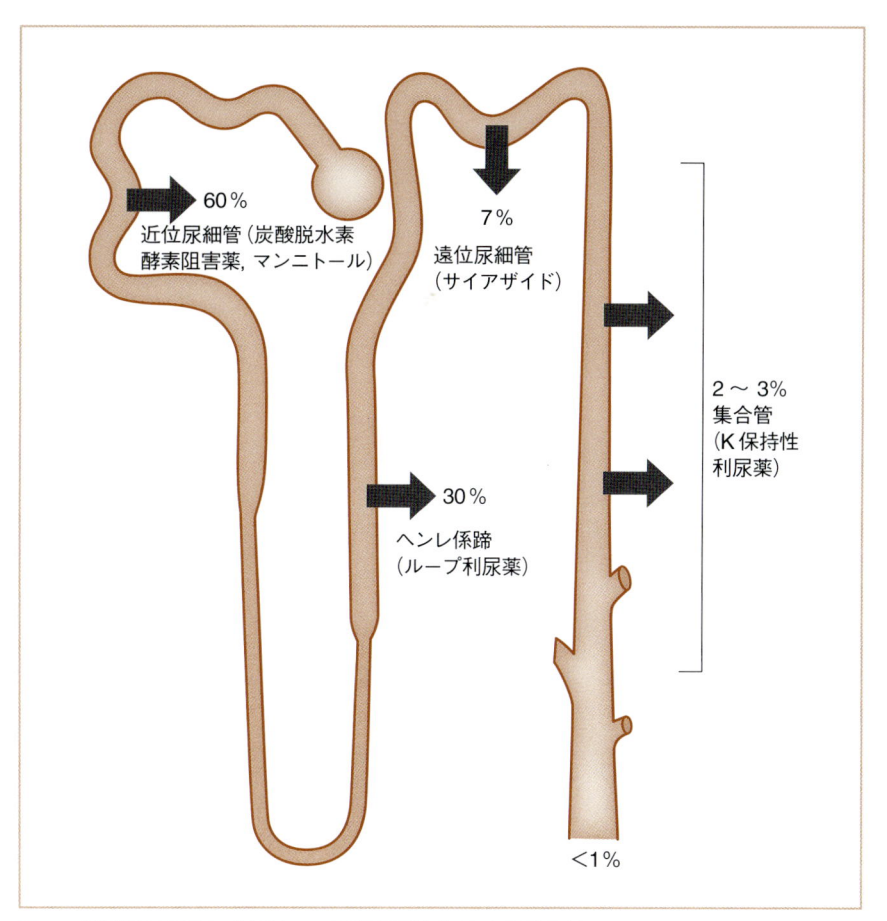

**図3 尿細管各部位におけるNa再吸収量と作用する利尿薬**
(文献4)より引用改変)

択的に阻害し，腎集合管における水の再吸収を抑制することで，電解質を伴わない水排泄のみを促す薬剤である．トルバプタンは蛋白に結合することなく輸送されるため，血清や尿蛋白の影響を受けにくく，作用部位が集合管主細胞の血管側にある$V_2$受容体であるため尿細管腔へ分泌されることなく作用を発揮できるため，GFR，尿量の影響を受けない．

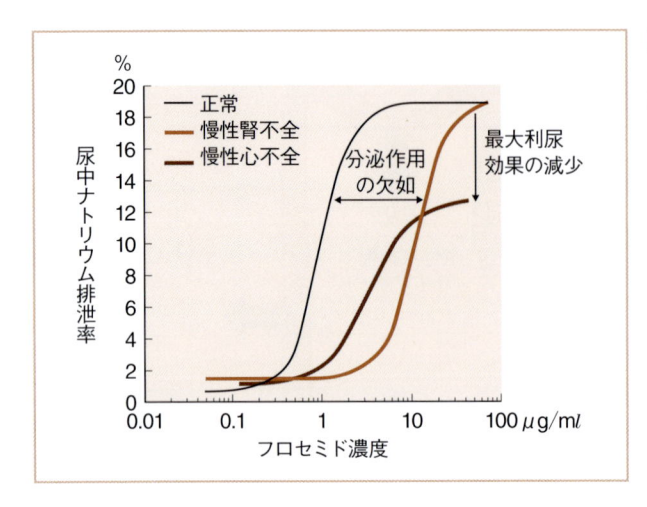

**図4** 心不全，腎不全におけるフロセミドのPD
（文献6）より引用改変）

## b. 利尿薬抵抗性

　利尿薬抵抗性を呈する場合，薬物動態学 pharmacokinetics（PK）（吸収・分布・代謝・排泄），薬力学 pharmacodynamics（PD）の観点から原因を考える．

　PKの低下には，腎機能障害，腸管吸収の低下，低アルブミン血症がある．スピロノラクトンとトルバプタンを除くすべての利尿薬は尿細管の管腔側から作用するため，利尿薬が作用するためにまず血中の利尿薬が尿細管経由で尿中に分泌されなければならない．腎機能障害では，分泌が低下するため利尿薬の増量を要する．吸収については，薬剤により bioavailability が異なるため，種類の変更や経口から静注への変更が必要である．また，ループ利尿薬は血漿蛋白質と結合した状態で近位尿細管から尿細管腔内へ分泌されるため低アルブミン血症ではループ利尿薬の輸送の問題も考えうる（ただしアルブミン製剤使用のエビデンスはない）[5]．

　**図4**[6] はPDについて示したグラフであるが，正常では利尿薬の用量に依存して利尿効果は高まるが，ある一定の血中濃度で利尿効果は頭打ちになり，これを ceiling dose と呼ぶ．ceiling dose での最大利尿効果は $FE_{Na}$ で20％程度といわれている．腎不全ではPDはほとんど変化し

ないが，ネフローゼ症候群・心不全・肝硬変ではPDが低下している．PDが低下している場合には投与量を増量しても最大効果は得られないため，投与頻度を増やして対応する．

その他の利尿薬抵抗性の主な原因として，短時間作用型の利尿薬の効果減弱によるNa再吸収亢進や，より遠位の尿細管での代償性Na再吸収亢進があげられるが，前者は頻回投与・ボーラス後の持続投与，後者はサイアザイドやスピロノラクトンの併用を行う．

### ❸ ECUMによる体液量調整

薬剤での体液量管理が困難になった場合には，ECUMを用いる．Aliらは，利尿薬によって排出された尿とECUMによって除水された排液の電解質を比較検討したところ，限外濾過法のほうがNa濃度は高く（60±47 mmol/$l$ vs. 134±8.0 mmol/$l$，p=0.000025），K濃度は低かった（41±23 mmol/$l$ vs. 3.7±0.6 mmol/$l$，p=0.000017）と報告している[7]．すなわち，利尿薬による利尿1$l$とECUMでの除水1$l$では減少する体液の組成が異なり，除Na量という点ではECUMが有利である．しかし，急性心不全における利尿薬とECUMの効果を比較したRAPID-CHF試験，UNLOAD試験，CARRESS-HF試験の報告からは，腎代替療法は除水に関しては良好であるものの血清Cr値の上昇をきたし，安全性や予後について一定の見解は得られていない．

### ❹ 尿細管機能のメルクマール

早期の軽微な血清Cr値の上昇や乏尿の持続をAKIとしてとらえ，早期介入することが重要視されている．しかしAKIにおいてCr値の上昇は急性尿細管壊死の早期診断にはつながらず，近年バイオマーカーが多数提唱されてきた．従来の近位尿細管酵素 N-アセチルグルコサミニダーゼ N-acetyl-$\beta$-D-glucosaminidase（NAG）や尿中低分子蛋白（$\alpha_1$-ミクログロブリン $\alpha_1$-microglobulin；$\alpha_1$-MG，$\beta_2$-ミクログロブリン $\beta_2$-microglobulin；$\beta_2$-MG）に加え，neutrophil gelatinase-associated lipocalin（NGAL），urinary kidney injury molecule-1（KIM-1），urinary interleukin-18（IL-18），urinary excretion of urinary liver-type fatty acid-binding protein (L-FABP) が AKI 発症予測に有望なバイオマーカーとして検討されているが，いずれも臨床応用はされておらず，今後の進展が期待される[8]．

● 文献
1) 柴垣有吾：より理解を深める！体液電解質異常と輸液，第3版，中外医学社，東京，2012, 42-48
2) 黒川　清監修：体液異常と腎臓の病態生理，第3版，メディカル・サイエンス・インターナショナル，東京，2015, 65-119
3) Pedersen, EB et al：BMC Nephrol 2010；11：26
4) Brenner, BM et al：Brenner and Rector's The Kidney, 9th ed, Saunders, Philadelphia, 2012, 156-177
5) 長浜正彦：Fluid Management Renaissance 2015；5：149-155
6) Ellison, DH：Cardiology 2001；96：132-143
7) Ali, SS et al：Congest Heart Fail 2009；15：1-4
8) Erdbruegger, U et al：Investigational biomarkers and the evaluation of acute tubular necrosis. Up To Date, This topic last updated：Aug 17, 2015

〈小林沙和子・長浜正彦〉

## IV 体液管理に必要な腎機能・腎障害を何ではかるか—具体的なメルクマールとは—

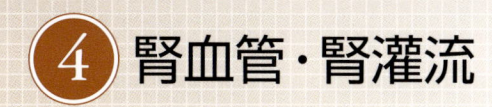

# ④ 腎血管・腎灌流

**POINT**
1. 正常では食塩摂取後に，腎血管拡張（腎皮質と髄質の血流増加），糸球体濾過の増加，尿細管におけるNa再吸収の抑制が速やかに起こる．
2. 心不全では上記のすべてが障害されて，早期からNa貯留が起こる．
3. 正常では食塩摂取の増加により近位尿細管のNa再吸収が抑制されるのに対し，心不全では逆に再吸収が増加する（塩毒性）．この機序には食塩摂取後の髄質血流の増加の障害が関与すると考えられる．

## ● はじめに

　心不全では腎臓の機能的異常が早期からみられ，体液の貯留がみられる．腎血行動態と尿細管機能のそれぞれの異常であるとともに，相互作用の異常でもある．
　本稿では，主に血行動態の観点から述べる．

## 1 正常における体液量調節

　正常における体液調節は二つの観点から考える必要がある．一つは食事摂取後の比較的速い全身の反応であり，もう一つは食塩摂取を慢性的に変化させた時のベースライン（空腹時）反応の問題である．例えば，慢性的な食塩制限はレニン・アンジオテンシンrenin-angiotensin（RA）系を亢進させ，ベースラインの腎皮質血流量を減少させるが，糸球体濾過量glomerular filtration rate（GFR）や腎髄質血流量には大きな影響を与えない．一方，高食塩食では腎皮質（特に表在ネフロン）の血流が増加する．このような慢性的な食塩摂取により規定されたベースラインの状態に，食事摂取時の比較的急速な変化が加わって体液調節が行われている（図1）[1]．食後には，交感神経系，RA系が抑制されるとともに，心房性Na利尿ペプチドatrial natriuretic peptide（ANP），プロスタグラン

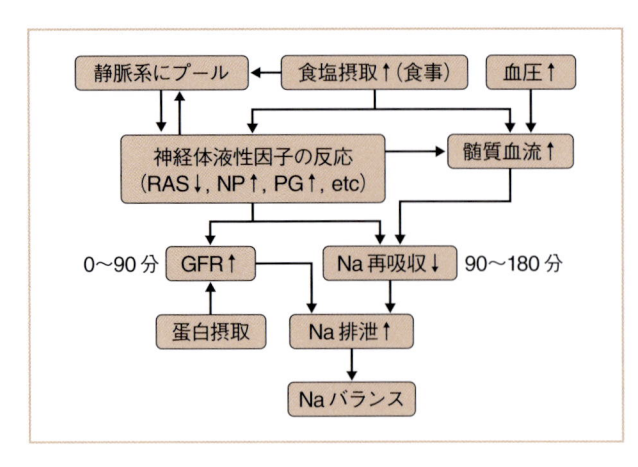

**図1 食塩負荷（食事）に対する反応**
GFR：糸球体濾過量，NP：Na利尿ペプチド，PG：プロスタグランディン，RAS：レニン・アンジオテンシン系

ディンprostaglandin（PG）や一酸化窒素nitric oxide（NO）などの血管拡張物質の産生が亢進する．その結果，腎血管抵抗の低下，腎血流（皮質および髄質血流）とGFRの増加とともに，尿細管によるNaの再吸収の低下が起こる．交感神経系やRA系の抑制が不十分，または，ANP，PGやNOの増加が不十分の場合は腎血管の拡張が障害され，体液量が増加して血圧が上昇する．この血圧の上昇が尿細管におけるNaの再吸収を抑制して，最終的にNaバランスをとる．この血圧上昇によるNa排泄機序を圧利尿と呼ぶ．圧利尿の機序には髄質血流の上昇が主要な役割を果たす．すなわち，髄質血流は皮質血流と違い自動調節能に劣り，血圧の上昇により，髄質血流が増加し，それに伴って，腎間質圧が上昇して尿細管，特に近位尿細管におけるNa再吸収が抑制される．

　食後などの腎血流やGFRの増加は，腎機能予備能renal functional reserve（RFR）と呼ばれている．RFRは食塩摂取量の影響を受け，減塩食にするとRFRは小さくなる．すなわち，慢性的に食塩摂取が困難な場合にはベースラインのGFRをほぼ一定に保ち老廃物の排泄を担保するとともに，食後のGFRや腎血流の増加を少なくしてNa喪失のリスクを軽減している．

## ❷ 心不全と腎臓

　心不全では尿細管のほぼ全領域でNa再吸収が亢進しているが，特に

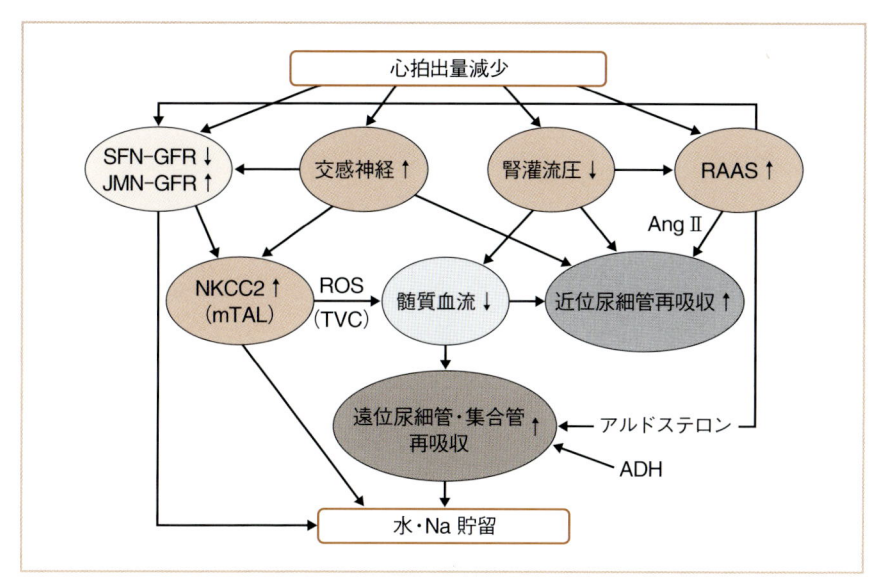

### 図2 心不全における腎機能の変化

ADH：抗利尿ホルモン，Ang Ⅱ：アンジオテンシンⅡ，JMN：傍髄質ネフロン，mTAL：ヘンレのループの太い上行脚，NKCC2：$Na^+$-$K^+$-$2Cl^-$共輸送体，RAAS：レニン・アンジオテンシン・アルドステロン系，ROS：活性酸素種，SFN：表在ネフロン，TVC：tubulo-vascular crosstalk

　食塩負荷時に近位尿細管における再吸収が亢進する[2]．健常人では食塩摂取量が増加すると近位尿細管によるNa再吸収が減少するのに対し，心不全患者では，逆に増える．すなわち，心不全では，単に負荷された食塩を排泄できないのではなく，食塩が負荷された時にこそ，それを体内に蓄積する積極的な機序が働いている．糖尿病における「糖毒性」のように，心不全では「塩毒性」による悪循環があるといえよう．この現象はNYHA分類Ⅰ度の軽症心不全はもちろん，腎機能がまったく正常な患者でもみられる．近位尿細管における再吸収の亢進にはRA系，交感神経系，アデノシンなどが関与する（図2）[3]．心不全では近位尿細管の再吸収の亢進により，遠位尿細管に到達するNaが減少するため，利尿薬の効果も減少する．これが，利尿薬抵抗性の機序の一つである．したがって，腎血流を増加させ，近位尿細管でのNa再吸収を抑制するANP

やドーパミンなどは，それ自身の利尿作用とともにループ利尿薬の効果を高めることにより，心不全のうっ血解除に有効である．

　なぜ，心不全では減塩食ではなく高食塩摂取時に近位尿細管でのNa再吸収が増加するのであろうか．心不全ラットでの腎マイクロパンクチャーの成績によると，腎臓全体のGFRは15％程度の減少にもかかわらず，表在糸球体GFRは35％の減少を示している．血流とGFRの腎内再分布が起こり，表在皮質糸球体のGFRが大きく減少し，傍髄質糸球体などの深いネフロンのGFRが上昇する．これは健常人が減塩食を摂取した時と同じ反応である．すなわち，心不全では体液量が過剰であるにもかかわらず，腎臓は体液量不足と誤解していることになる．

　心不全はGFRの腎内分布の変化をひき起こす．まず，濾過されたNaのうちNa貯留型ネフロンである長ループネフロンを通る分画が大きくなり，体液量の貯留が促進される．次に，傍髄質ネフロンのGFRが増加することにより下流にあるmTALへのNaの負荷量も増加する．注目すべきは，傍髄質ネフロンのmTALは髄質血流を調節する直血管と相接していることである（図3）．mTALに到達する尿細管液の流量やNa濃度が上昇すると，酸化ストレス（活性酸素種 reactive oxygen species；ROS）の産生が亢進する．また，mTALで合成されたROSやNOが直血管の血管抵抗を調節することも考えられている（tubulo-vascular crosstalk）．すなわち，傍髄質ネフロンGFRの上昇により，そのmTALでのNa再吸収が亢進し，その結果ROS産生が増大し，それが直血管に伝搬されて直血管収縮をひき起こし，腎髄質血流障害を惹起させる．髄質血流の減少は腎間質内圧を低下させ，そのため近位尿細管での再吸収を促進させる．また，心不全では，mTALにおけるNa再吸収を司るトランスポーター（NKCC2）の発現が亢進するため，Na再吸収の増加，そして，ROS産生の増加が起こる．なお，NKCC2の発現亢進には腎交感神経系の亢進が関与している．

　心不全ではRFRが著しく減少する．正常では，食後に増加する腎血流やGFRの主要な部位は腎皮質表層である．心不全では食後のGFRの増加がないので，相対的に傍髄質ネフロンへの負荷が大きくなる．その結果，上記のような機序で腎髄質血流障害，虚血による組織障害をひき

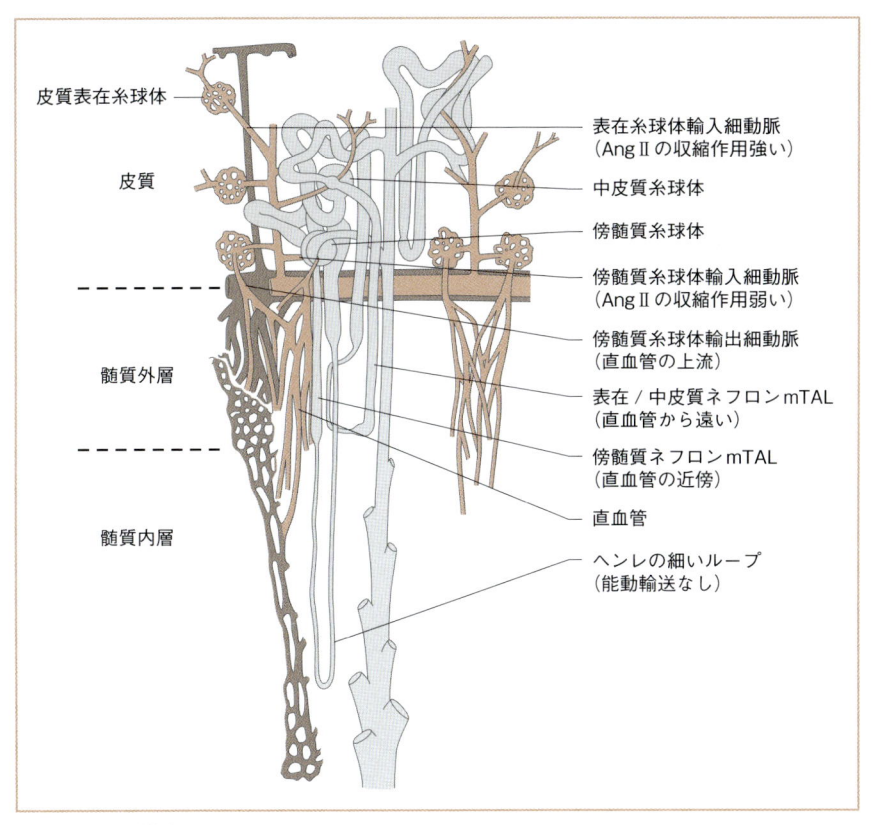

**図3 腎臓の構造**
AngⅡ：アンジオテンシンⅡ，mTAL：ヘンレのループの太い上行脚

起こす．実際，心不全モデル動物に食塩負荷をした場合は髄質乳頭の血流上昇が減弱する[4]．このように，心不全ではさまざまなレベルで，Na再吸収を亢進させる悪循環の経路が形成され，特に，近位尿細管では食塩負荷によってNa再吸収が増加している．

また，心不全ではGFRの低下に比較して，腎血流の低下が大きい．このため，糸球体濾過分画が上昇（糸球体血流に対する糸球体濾過の割合）するため，輸出細動脈の蛋白濃度が高くなる．これも，近位尿細管からの水の再吸収を促進する．

以上のように，心不全では腎血行動態と尿細管機能が複雑に影響し合っている．

### 3 腎血流（特に髄質血流）

　腎髄質は糸球体がないので濾過機能には直接関係しない．しかし，髄質血流は尿の濃縮希釈および圧利尿に重要な役割を果たす．髄質血流を選択的に増加させることで，血圧やGFRを変化させることなく利尿が得られる．これまで，腎髄質はあまり注目されず，また，その機能を*in vivo*で検討することは困難であるため，髄質血流を増加させる治療法の開発は進んでいない．これまで，基礎的検討から髄質血流を増加させることが明らかとなっている心不全の治療薬はANPである．LCZ696 (the angiotensin-receptor-neprilysin inhibitor) が心不全で有効であることが期待されている作用機序の一つは腎局所のANPレベルの上昇をもたらしているからかもしれない．一方，ANPの投与は低血圧を誘発する危険性を伴う．したがって，血圧に影響を与えず，腎髄質血流を増加させる薬剤の開発が望まれる．そのような薬剤の可能性としてT型CaチャネルR(-) efonidipineがある．R(-) efonidipine（静脈内投与）は，血圧を変化させずに髄質血流を増加させる．

## おわりに

　心不全の各ステージや病態で腎臓のどこにどのような変化が起こっているかについては不明な点が多い．現在，relaxinなどの腎血管拡張薬が検討されている[5]が，腎臓局所内での作用を明らかにしていくことにより，心不全における腎臓のかかわりが明らかになることを期待したい．

### 文献

1) Ito, S et al : Hypertens Res 2009 ; 32 : 115-121
2) Volpe, M et al : Hypertension 1997 ; 30 : 168-176
3) 伊藤貞嘉：臨床高血圧 2015 ; 3 : 14-26
4) Chou, SY et al : Am J Physiol 1987 ; 252 : F724-F732
5) Levy, PD et al : Curr Emerg Hosp Med Rep 2014 ; 2 : 126-132

（伊藤貞嘉）

# V

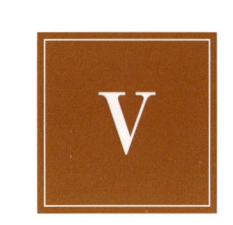

# 腎保護を理解する
―循環器医はどう腎臓を見守るべきか―

# V 腎保護を理解する−循環器医はどう腎臓を見守るべきか−

## 1 そもそも腎保護とは何か

**POINT**
1. 腎保護効果は糸球体濾過量低下の抑制で評価する．
2. 短期的な腎機能変化が長期的変化と一致しない場合がある．
3. 腎機能低下は末期腎不全と心血管疾患の危険因子である．
4. 薬剤には，本来の薬効以外の腎保護作用を有するものがある．
5. 手術など侵襲的医療における腎保護の重要性が増している．

### はじめに

　腎臓の機能は糸球体濾過量 glomerular filtration rate（GFR）で評価され，腎保護効果は「GFR低下の抑制」で評価される．本稿のテーマである「腎保護」とは，「GFR低下の抑制作用」を意味するが，腎保護が注目されるようになったのには，① 慢性腎臓病 chronic kidney disease（CKD）が透析導入と心血管疾患の危険因子であることが明らかとなり，腎保護が重要な課題となった，② 糸球体傷害が新たな糸球体傷害をひき起こす悪循環の機序が明らかにされ，腎保護のための治療法の選択肢が拡がった，③ レニン系阻害薬が，降圧効果以上の腎保護作用を持つことが明らかにされるなど，薬物の本来の薬効以外の作用としての腎保護作用が強調され話題となった，④ 急性腎障害 acute kidney injury（AKI）が長期生命予後や腎機能予後に悪影響を及ぼすことが明らかにされ，AKI予防が腎保護に重要であると認識されるようになった，などの背景がある．

　腎領域では，AKIとCKDの二つの病態が主要な臨床的課題である．本稿では，「そもそも腎保護とは何か」のテーマを意識しつつ，慢性糸球体腎炎や糖尿病性腎症などCKDにおける腎保護とAKIにおける腎保護作用について考えてみたい．

## 1 CKDと腎保護

### a. 腎炎の非免疫学的進行機序

　多くのCKDが進行し腎不全に至るのは，糖尿病での高血糖や，慢性糸球体腎炎での免疫学的異常など，原因となる病態が持続的に働くことにある．実際，糖尿病性腎症では，膵移植によって糖代謝異常を完全に是正すると，腎病変の進行のみでなく，その改善も期待できる[1]．しかし，CKDの進行には，原因となる病態以外の因子が介在することが知られるようになった．すなわち，何らかの原因で腎障害が生じると，その障害が原因となって新たな腎障害の原因が働き始め，腎機能の悪化を悪循環的に促進するということである．このことを理解するうえで，わかりやすい動物実験の結果がある[2]．この実験では，ラットの一側の腎臓を摘出したうえで，反対側の腎臓の2/3を切除する．その結果，腎組織と腎機能が1/6の腎不全ラット（5/6腎摘モデル）ができる．残った腎臓は正常な腎組織であるにもかかわらず，その後に高血圧や尿蛋白が現れ糸球体硬化が進むということが報告されている．この実験結果は，腎障害が発生した場合に，残った正常の腎組織が糸球体硬化に進む新たな機序が生じることを示している．障害された腎臓に新たに出現する腎障害の進行機序は，免疫学的機序がもともとの原因となっている慢性糸球体腎炎にも生じていると考えられ，もともとの免疫学的機序と区別して「腎炎の非免疫学的進行機序」とよばれた．

　一方，臨床的検討から，同じIgA腎症でも，① 腎機能低下が強い，② 血圧が高い，③ 尿蛋白が多い，などの臨床像を呈する患者は腎不全に進行する確率が高いことが明らかになった．これら三つの指標はIgA腎症の予後判定基準として使われている[3]．腎機能の低下や，高血圧，蛋白尿などは，「IgA腎症の活動度が強い結果を反映している」可能性があるが，一方で腎機能低下，高血圧，多量蛋白尿が新たな腎障害の原因になっている可能性もありうる．例えば，高血圧はそれ自体で腎障害を発症・進展させることはよく知られているし，前述の5/6腎摘モデルの結果は，腎機能低下が新たな腎障害進展機序を惹起することを示している．さらに，糸球体での蛋白漏出が多くなると，尿細管で再吸収・処理

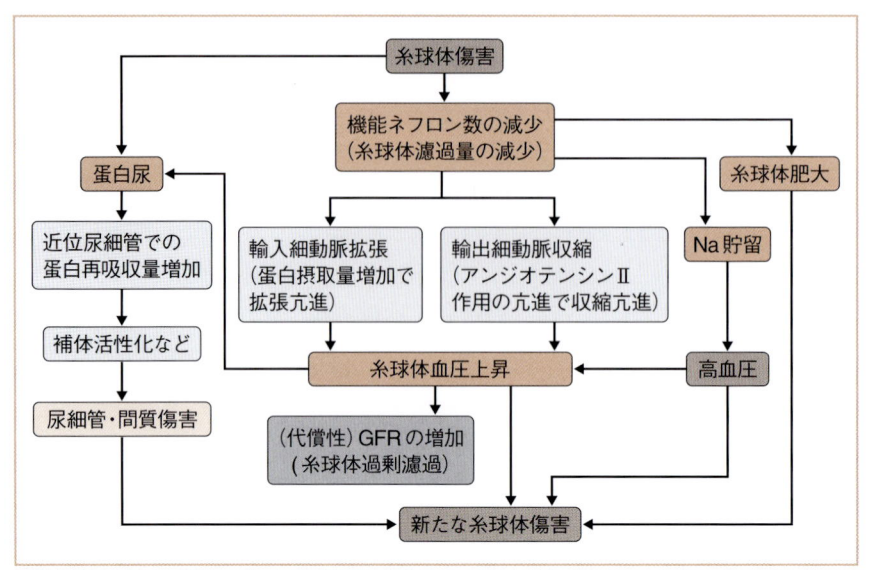

## 図1 糸球体傷害が新たな糸球体傷害の原因となる

（フローチャート）
糸球体傷害 → 機能ネフロン数の減少（糸球体濾過量の減少）、蛋白尿
機能ネフロン数の減少 → 輸入細動脈拡張（蛋白摂取量増加で拡張亢進）、輸出細動脈収縮（アンジオテンシンⅡ作用の亢進で収縮亢進）、糸球体肥大、Na貯留
蛋白尿 → 近位尿細管での蛋白再吸収量増加 → 補体活性化など → 尿細管・間質傷害
輸入細動脈拡張・輸出細動脈収縮 → 糸球体血圧上昇
Na貯留 → 高血圧 → 糸球体血圧上昇
糸球体血圧上昇 →（代償性）GFRの増加（糸球体過剰濾過）→ 新たな糸球体傷害
糸球体肥大・高血圧・尿細管間質傷害 → 新たな糸球体傷害

---

される蛋白が増加し，そのことが尿細管・間質障害を介して新たな糸球体傷害を生じさせるとする基礎的研究も多く報告されている．これらの結果からは，「腎機能低下，高血圧，多量蛋白尿」が新たな腎障害の原因となっていると考える根拠となっている．

糸球体傷害もしくは機能ネフロン数の減少が新たな腎障害の原因となる機序については図1のように整理することが可能である．

こうした背景の中で，IgA腎症に代表される慢性糸球体腎炎においては，副腎皮質ステロイドホルモンなどによる免疫学的機序の抑制に加え，高血圧の是正，尿蛋白量の減少をきたす薬剤やレニン・アンジオテンシンrenin-angiotensin（RA）系阻害薬の使用，低蛋白食，などを行うことによって「腎保護」に努めることが行われている．さらに図1に示す非免疫学的進行機序における位置づけは不明ながら，貧血，高尿酸血症，脂質異常症，アシドーシスなども慢性腎炎の進行に関与する可能性が指摘されていることから，それらを是正し「腎保護」に努めることが，CKD診療ガイドラインで推奨されるようになっている[4]．

### b. RA系阻害薬と腎保護作用

　　高血圧は腎硬化症の発症・進展に関わるほか，糖尿病性腎症や慢性糸球体腎炎においても腎機能低下促進に関わることが知られており，厳格な血圧管理は腎保護の重要な手段となっている．さらに，降圧薬の種類によってGFR低下の抑制効果に差があることが明らかにされ，腎保護の観点から降圧薬の選択にも留意することが求められている．例えば，糖尿病性腎症で降圧薬による腎機能低下の抑制効果を比較すると，同じ程度の降圧の場合，RA系阻害薬はカルシウム拮抗薬に比し，より強く末期腎不全への進行を抑制する．このため，RA系阻害薬はカルシウム拮抗薬に比し強い腎保護作用を有するとされ，CKD診療ガイドラインにおいても，糖尿病性腎症に対する降圧薬としてはRA系阻害薬を第一選択とすることが勧められている[4]．RA系阻害薬の腎保護作用が強調されるあまり，RA系阻害薬との比較試験に使用されたカルシウム拮抗薬は腎保護作用の観点からは肩身の狭い立場に置かれがちであるが，降圧そのものが強い腎保護作用を有していること，カルシウム拮抗薬はその降圧効果が強いこと，などを考慮すると，高血圧のある患者（特に難治性高血圧）でのカルシウム拮抗薬の腎保護作用は十分に評価される必要がある．

### c. 短期的GFRの低下と長期の腎保護作用

　　RA系阻害薬は，全身血圧の低下に加え輸出細動脈の拡張をきたすことにより，糸球体血圧のより強い低下をもたらす．この糸球体血圧の低下がRA系阻害薬による腎保護作用の一つの機序となっている．一方，低蛋白食は輸入細動脈を収縮させることによって糸球体血圧を低下させ，糸球体傷害を軽減させる．

　　RA系阻害薬や低蛋白食によって糸球体血圧が低下すれば必然的にGFRは減少する（血清クレアチニン値は上昇の方向に変化する）ことになる．したがって，介入後間もない時点では，RA系阻害薬や低蛋白食はGFRを低下させ，「腎保護（GFRの低下抑制）」と逆方向に作用しているように観察される．実際，アンジオテンシン変換酵素阻害薬 angiotensin converting enzyme inhibitor (ACEI) をCKDに投与し，腎保護

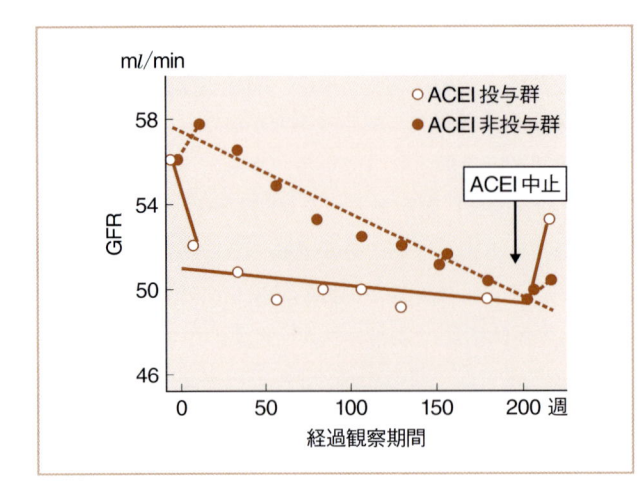

**図2** アンジオテンシン変換酵素阻害薬（ACEI）投与後の糸球体濾過量（GFR）の経時的変化
（文献5）より引用改変）

作用を示した研究でも，投与開始直後はGFRの急な低下を認め，非投与群に比し低いGFRが一定期間続く．しかし，ACEI投与後のGFR低下の傾き（新たな糸球体傷害）が軽減される結果，長期的に見るとACEI非投与群に比し，GFRの低下が抑制されることになる（**図2**）[5]．

　腎保護を「GFRの低下抑制」と規定した場合，「治療介入直後のGFRの低下」が「長期的な腎保護作用を有する」という現象は，二つの意味で注意しておく必要がある．一つは，介入直後のGFRの低下が長期的な腎保護作用を呈するのは，RA系阻害薬のように，「糸球体血圧を，可逆的に低下させる」場合に期待されることである．後の「AKIと腎保護」で述べるように，「短期間に生じた血清クレアチニンの上昇」で診断されるAKIの多くでは長期的な腎予後を悪化させる場合が多い．二つ目は，透析直前のような強い腎機能低下の症例では，治療介入直後のGFRの低下が尿毒症症状の発現を招き透析導入を早めてしまうということもありうるということである．

　長期的な腎保護作用を期待して治療介入する場合，介入直後のGFRの低下が可逆的な減少であるかに注意して行う必要があるうえ，透析導入が間近なレベルの腎不全で，糸球体血圧の低下を伴う治療介入には慎重な判断が必要である．腎臓学会が「投与開始後3ヵ月後までの時点で

前値の30％未満の推定糸球体濾過量 estimated glomerular filtration rate(eGFR)の減少の場合は，薬理効果としてそのまま継続してよい」としつつも，「eGFR の30％以上の低下がみられる場合，該当の降圧薬の減量や変更を考慮する」[4]としているのはこうした事情を反映している．

## 2 AKIと腎保護

### a. 急性腎不全の予防

　急性腎不全は原因に対する適切な対応を行うことにより腎機能の回復を期待できることから，急性腎不全の治療にあたっては，原因の除去とともに急性腎不全期の管理（透析などによって，急性腎不全による生命の危険を回避する）に重点が置かれてきた．抗癌剤や造影剤の投与時や手術時に行われる積極的な補液についても，透析導入に至るような急性腎不全を予防することが主な目的とされてきた．

　近年，手術や冠動脈インターベンションに伴う軽度の腎機能低下（血清クレアチニン値での0.3 mg/d$l$ 程度の上昇）が長期の腎機能予後や生命予後に悪影響を及ぼすことが知られるようになり，AKI という概念が提唱され，その診断基準（血清クレアチニン値の0.3 mg/d$l$ 以上もしくは1.5倍以上への上昇）に該当するレベルの軽度の GFR 低下をも防止する腎保護が求められる時代になってきている．残念ながら，多臓器不全の一つとして発症する予後の悪い AKI について，有効な予防法・治療法がないのが現状であり，その開発に向けて，軽度の腎機能低下の早期のマーカー(neutrophil gelatinase-associated lipocalin；NGAL, liver fatty acid binding protein；L-FABP など)探しが行われているところである．

### b. AKI後の末期腎不全への進行抑制

　AKI を発症した例では，その後の長期的な経過の中で，間質の線維化の持続的進行などを介して末期腎不全に進行する危険が高いことが知られている．そのため，AKI では，腎機能の急激な低下から回復した後にも腎保護を考慮した対応が必要である．AKI 後に慢性経過で末期腎不全に至る機序の詳細は不明であるが，慢性腎障害の進行機序と同様

な機序も働いていると推定され，積極的な降圧，RA系阻害薬使用，低蛋白食などが推奨される．

## ●おわりに

　　腎機能の低下は透析に至る原因となるのみでなく，心血管疾患のリスクを増加させQOLの低下や生命の危険につながる．さらに，腎機能の低下患者では，手術や抗癌剤その他の薬剤の使用に制限をもたらすなど医療の恩恵を被る機会を奪う可能性もある．こうしたことから，腎機能低下をきたす可能性のある疾患（高血圧，糖尿病，脂質異常症など）の治療や，腎障害を悪化させる可能性のある侵襲的医療においては，腎保護を念頭に置いた診療が求められる．その際，介入直後の短期的なGFRの低下が長期的な腎保護につながる場合もある一方，AKIと総称される病態では長期的な腎機能低下を促進する可能性があり，腎機能低下の病態を理解したうえでの腎機能保護を考える必要がある．

### ●文献
1）Bilous, RW et al：N Engl J Med 1989；321：80-85
2）Ots, M et al：J Am Soc Nephrol 1998；9：224-230
3）日本腎臓学会：日腎会誌 2015；57：5-137
4）日本腎臓学会：日腎会誌 2013；55：585-603
5）Apperloo, AJ et al：Kidney Int 1997；51：793-797

〈菱田　明〉

# V 腎保護を理解する―循環器医はどう腎臓を見守るべきか―

## 2 どこまで腎障害が許容できるか，待てば腎は再生するか

**POINT**
1. 腎臓には代償機構，再生機構が存在する．
2. 急性腎障害(AKI)の重症度が高くなると，腎機能の回復率が低下する．
3. 腎前性腎障害でも腎実質の傷害が存在する可能性がある．
4. AKIは回復してもCKDへ進展するリスクが高くなる．
5. 透析導入後1年までは，透析離脱の可能性がある．

### ● はじめに

　　腎機能低下をきたすメカニズムとして，腎内血行動態の変化によるもの(腎前性)と，腎実質の傷害によるもの(腎性)とに大別すると考えやすい．前者は糸球体内圧の低下による糸球体濾過量 glomerular filtration rate(GFR)の変化で，一般的には腎機能低下は可逆性と考えられる．後者は，急性尿細管壊死に代表される尿細管障害が主体で，腎機能回復に関しては尿細管細胞の再生および間質の線維化の程度に依存している．しかし，臨床の現場で両者を明確に区別することは難しく，腎前性から腎性(主に尿細管障害)へ一連の経過をたどることも多い．

### 1 腎臓における代償，再生機構

#### a. 腎臓には代償機構(糸球体の代償機構)が存在する

　　心臓では，心筋細胞がある程度脱落しても，残存心筋が普段より多く収縮することで心機能を代償するといわれている．同様に腎臓においても代償機構が存在する．

　　生体腎移植において，ドナーの片腎摘出後の腎機能の変化をみると，術直後に腎容積は50％となるが，その後，残存している腎臓に代償性肥大が生じ，10～14日で，ベースラインの約70％までGRFが回復する．そして，長期的には75～85％までGFRが回復するといわれている(**表1**)[1]．

**表1** 健康なドナーのGFR（24時間 creatinine clearance；CCr）

| | 術前 | 術後1週間 | 2～6年後 |
|---|---|---|---|
| 男性の平均CCr（ml/分） | 101.0±14.3 | 68.5±14.5 | 87.8±6.99 |
| 女性の平均CCr（ml/分） | 96.8±8.7 | 69.2±12.2 | 82.6±14.5 |

（文献1）より引用改変）

　また，慢性腎不全の過程においても個々のネフロンによる代償機構が知られている．1個の腎臓には約100万個のネフロンが存在しているが，一般に慢性腎不全の場合，ネフロンは均一に障害されるのではなく，さまざまな程度の障害を持つネフロンの集合となる．一部のネフロンが障害されると，代償機構として，残存ネフロンが機能亢進状態（過剰濾過hyperfiltration）となり，総和として初期には腎機能はあまり低下することがない．しかし，この代償機構（hyperfiltration）により糸球体内圧が上昇し，尿蛋白増加，糸球体傷害の増悪，そして糸球体硬化につながるといった悪循環が生じ，腎機能障害が進行する．

### b. 腎臓には再生機構（急性尿細管壊死からの尿細管の再生機構）が存在する

　腎臓には代償機構だけでなく，主に尿細管細胞に再生機構が存在する．
　典型的には腎虚血や腎毒性物質により急性尿細管壊死が生じると，7～21日の乏尿期の後，同期間の利尿期を経て回復期に移行する．その過程は動物モデルから以下のように報告されている．腎虚血により細胞内のアデノシン三リン酸 adenosine triphosphate（ATP）の枯渇化が起こり，刷子縁や細胞極性が消失し，尿細管壊死やアポトーシスが生じる．尿細管細胞が管腔へ脱落し，管腔を閉塞し，管腔内圧が上昇することによってGFRが低下する．そして障害後，もしくは障害と同時に尿細管細胞は再生し，腎機能は回復していく．
　尿細管の再生能は高く，そのメカニズムの主役として3つの細胞が候補にあげられてきた．1つは腎外の骨髄由来の細胞で，尿細管細胞に取って代わるのではないかと注目されたが，現時点ではこのような細胞は存在しても再生尿細管細胞の1％以下であるとされている[2]．もう

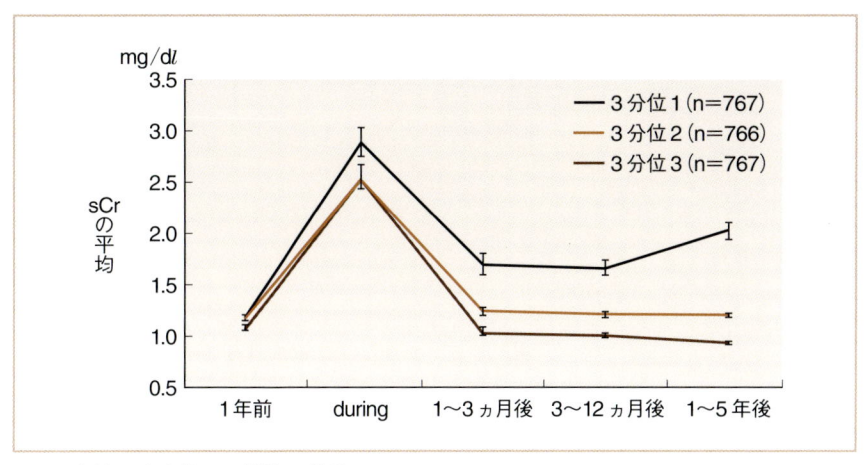

図1 急性腎障害後の腎機能の推移(文献5)より引用改変)

1つは，尿細管に存在する幹細胞や前駆様細胞があげられるが，その存在の明確なコンセンサスは得られるに至っていない．現時点で最も有力な細胞は傷害後に生き残った尿細管細胞で，脱分化し幹細胞的性質を獲得して尿細管再生を担っていると考えられている[2～4]．

## 2 どこまでの腎障害が許容できるか？

### a. 急性腎障害（AKI）の重症度が高くなると，腎機能の回復率が低下する

どの程度の腎障害であれば許容できるかについては，明確な答えは存在しないが，一般的に急性腎障害 acute kidney injury（AKI）の重症度が高くなると，腎機能の回復率が低下することが知られている．

Chawla の報告では，心筋梗塞もしくは肺炎で入院し，AKI（RIFLE 分類 Stage R～F）を発症した慢性腎臓病 chronic kidney disease（CKD）合併のない患者を調査した結果，AKI の重症度が高いと，腎機能の回復が不十分であり，またその後 CKD へ進展した（**図1**）[5]．

また，透析を必要とするような AKI は生命および腎予後がさらに低下する．新規に透析導入となった AKI 患者では，45～70％の高い入院

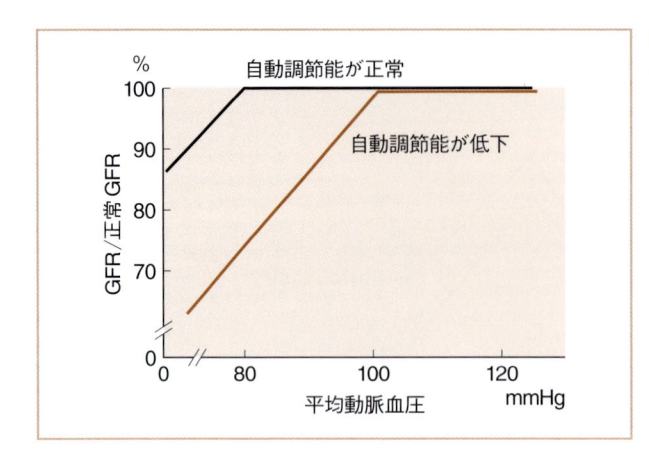

図2 平均動脈血圧の低下とGFRの関係
（文献7）より引用改変）

死亡率を示し，退院時には生存者の13〜32％の患者が，透析を継続されていると報告されている[6]．

## b. 腎前性腎障害（pre-renal AKI）でも腎実質の傷害が存在する可能性がある

　正常な腎臓には，収縮期血圧が80 mmHg程度に低下しても糸球体内圧を一定に保つautoregulation機能があり，GFRは保たれるようになっている．しかし，CKDや高齢者，動脈硬化の強い患者では，このautoregulation機能が低下しており，正常血圧でも血行動態の変化でGFRの低下をきたすことが知られている（**図2**）[7]．

　これまでpre-renal AKIは，血行動態の変化による機能的な腎機能低下と考えられてきた．しかし，Nejatらは，ICU患者で発症した61人のpre-renal AKIを調査し，pre-renal AKI群は，非AKI群と比較してKIM-1，Cys C，IL-18などの腎実質の傷害を示唆する尿中バイオマーカーの中央値が有意に高かったと報告している[8]．この報告ではpre-renal AKIは48時間以内に腎機能が回復し，$FE_{Na}$＜1％で定義されており，従来の機能的な低下と考えられていたpre-renal AKIにおいても，軽い組織傷害がある可能性が示唆された．しかし，これらの症例の長期予後はわかっておらず，軽度の組織傷害がどのような影響を及

ぼすかについては現時点では不明である.

### c. AKIは回復してもCKDへ進展するリスクが高くなる

　　AKIからCKD進展に関する研究はトピックであり，近年多数報告されている．Cocaらは13のコホート研究をメタアナリシスし，AKI患者では，非AKI患者と比較して，CKDへ進展するリスクが8.8倍，末期腎臓病 end stage kidney disease（ESRD）へ進展するリスクが3.1倍高いことを示した[9]．

　　また，AKI発症後に腎機能が完全に回復してもCKDへ進展するリスクが高くなる．Jonesらの後向きコホート研究では，入院患者でICD-9もしくは，Acute kidney Injury Network（AKIN）で定義されたAKI患者で，ベースラインの1.1倍未満まで腎機能が回復した完治群を対象に調査したところ，平均フォローアップ期間2.5年間で，CKD Stage 3への進行は，AKI完治群で15％，AKIなし（コントロール）群で3％と，AKI回復後もCKD発症のリスクが高い[10]．

　　AKIから回復後の腎機能低下進行のメカニズムとして，間質の線維化の寄与があげられる．実際，動物実験においてAKIが重症であるほど，もしくはAKIの繰り返しによって腎間質に線維化がもたらされる．間質に線維化がもたらされるメカニズムとして，尿細管細胞の細胞周期異常が指摘されている[11]．AKIで障害を受けた尿細管のうち残存した尿細管細胞が細胞分裂をして再生していくが，AKIが重症であるほど細胞周期の中でG2/M期停止する細胞が多いことが観察されている．このG2/M期にある尿細管細胞はTGF-$\beta$，結合組織成長因子などの線維化促進因子を分泌し，線維芽細胞などを活性化し細胞基質を増加させる（**図3**）．

## ❸ 待てば腎機能は回復するのか？－透析導入後1年までは，透析離脱の可能性がある－

　　透析を必要とするようなAKIでは，腎機能の回復をどこまで待つかが問題になることがある．AKIのため入院中に透析を導入し，退院時にも透析を必要としたAKI患者を調査したHicksonらのコホート研究では，退院後にも19％の患者が透析を離脱できたと報告されている．

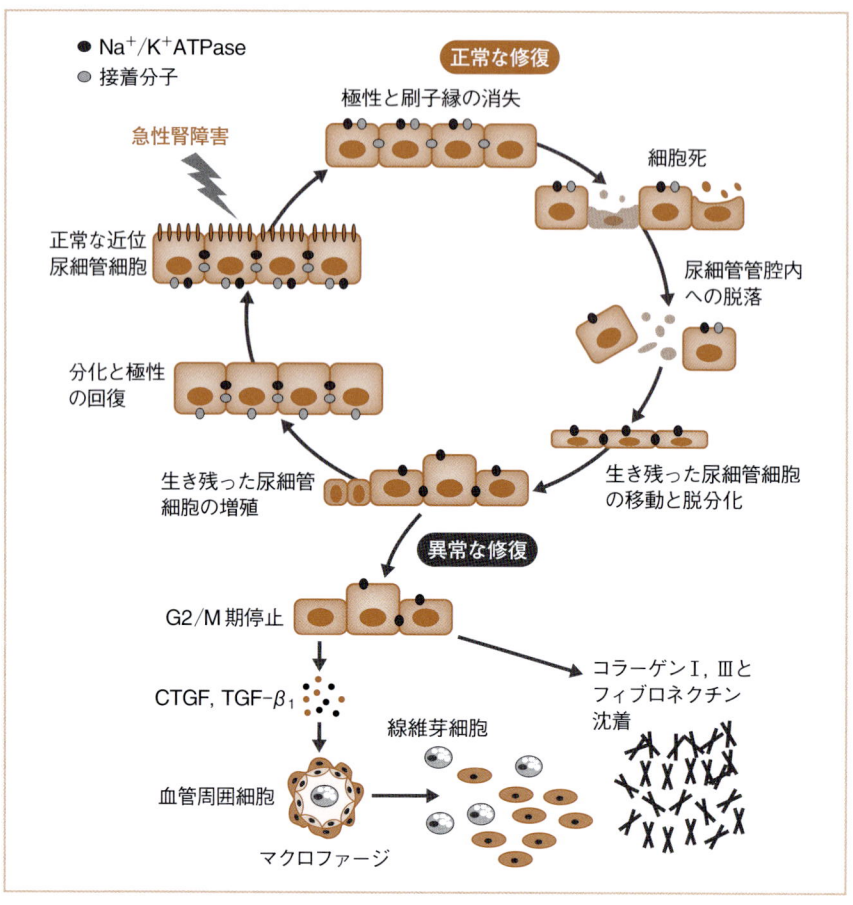

**図3 急性腎障害後の正常な修復と異常な修復**
CTGF：connective tissue growth factor, TGF-$\beta_1$：transforming growth factor-beta 1
（文献11）より引用改変）

そのうち73％は透析開始後3ヵ月以内の離脱であり，残りの21％が3〜6ヵ月以内の離脱，6％が6〜12ヵ月での透析離脱であった[6]．この結果から，AKIで透析導入に至った場合，多くは半年以内の離脱であるが，1年以内であれば透析離脱の可能性を常に検討しつつ診療すべきと考えられる．

## おわりに

　AKI といっても原因や基礎疾患，さらに重症度によってその病態や予後は異なる．これまで述べたことはすべての症例に適合するわけではなく，個々の症例で検討する必要がある．

● 文献
 1) Davison, JM et al：Br Med J 1976；1：1050-1052
 2) Duffield, JS et al：J Clin Invest 2005；115：1743-1755
 3) Berger, K et al：Proc Natl Acad Sci U S A 2014；111：1533-1538
 4) Takaori, K et al：Anat Rec（Hoboken）2014；297：129-136
 5) Chawla, LS et al：Kidney Int 2012；82：516-524
 6) Hickson, LJ et al：Am J Kidney Dis 2015；65：592-602
 7) Abuelo, JG：N Engl J Med 2007；357：797-805
 8) Nejat, M et al：Kidney Int 2012；81：1254-1262
 9) Coca, SG et al：Kidney Int 2012；81：442-448
10) Jones, J et al：Am J Kidney Dis 2012；60：402-408
11) Yang, L et al：Nat Med 2010；16：535-543

〈佐藤太一・安田日出夫〉

# 腎保護と心保護の優先権，管理におけるバランスシート

## a. 腎臓専門医の立場から

**POINT**
1. 急性および慢性心不全患者の半数以上において，慢性腎臓病（CKD）が併存している．
2. CKDの存在のみならず，腎機能増悪（WRF）そのものも，生命予後と関連する．
3. 心不全治療に際し静脈系のうっ血を軽減するにあたって，WRFを合併させないためにも，動脈系の灌流圧維持がとりわけ重要である．
4. 上記より，心不全の急性期治療に際し，長期予後を考慮したうえで処方されているアンジオテンシン変換酵素阻害薬（あるいは，アンジオテンシンⅡ type 1受容体拮抗薬），抗アルドステロン薬，β遮断薬などの一時的休薬を検討することも必要である．

## ● はじめに

　心不全の治療において，利尿薬，特にループ利尿薬がその中心的な薬剤として確立しているが，急性心腎症候群（心腎症候群 type 1）などを併発し，腎機能障害を合併する患者などに対しては，その体液量過剰状態を是正するために，高用量投与が余儀なくされる．その結果として，血圧低下や腎機能増悪をはじめとする種々の有害事象がひき起こされることもしばしばである．また，既存の利尿薬の高用量投与と死亡などのハードアウトカムとの関連も示唆されているが（図1）[1]，利尿効果が乏しいが故に高用量になるわけであり，まさに利尿薬抵抗性と呼ぶことができよう．これは日常診療の中で，循環器内科と腎臓内科の間で，「心臓と腎臓のどちらを優先するべきか」，すなわち「心不全の治療 vs 腎機能の維持」という，落としどころの非常に難しい点となっている．また，すでに腎機能の低下した慢性腎臓病を合併している心不全患者も多く，高用量投与を余儀なくされることも少なくない．その結果，さらなる腎

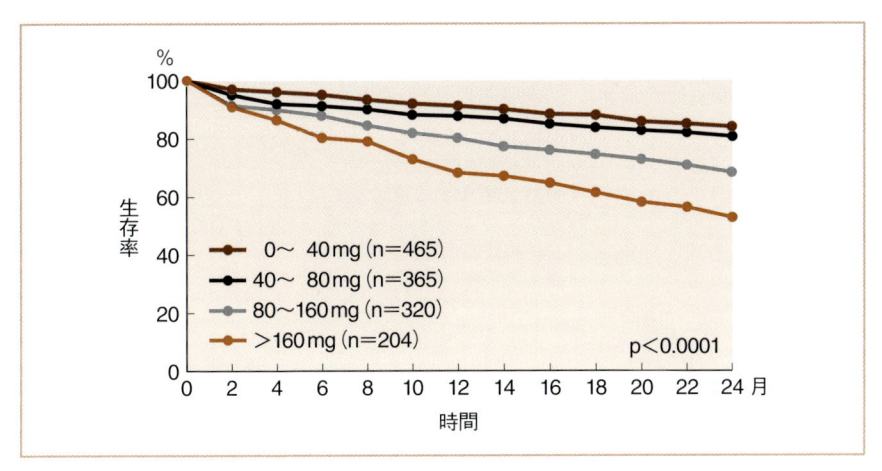

**図1 心不全患者におけるループ利尿薬の用量と死亡率との関係**
収縮能が高度に低下した心不全患者に対してループ利尿薬投与後2年の生存率を用量別に示す.
(文献1)より引用改変)

機能低下をはじめとして,さまざまな有害事象を呈してしまうことも頻繁に見受けられる.

## 1 急性心腎症候群－そのパラダイムシフト－

急性心腎症候群とは,急激な心機能の増悪に伴い,腎機能が低下する病態である[2].この腎機能の低下のことを,worsening renal function (WRF)と呼んでいるが,事実上の急性腎障害 acute kidney injury (AKI)である.AKIは,「ベースラインのクレアチニン(Cr)値から48時間以内に0.3 mg/d$l$以上の増加,または1.5倍以上の増加,および(あるいは)0.5 m$l$/kg体重/時が6時間以上持続」で診断される[3].

今までは腎障害の原因として,高度な収縮不全や心原性ショックの際にみられる,前方駆出の低下や有効循環血漿量の減少により,動脈系の灌流圧低下や神経内分泌性および炎症性の経路が活性化され,糸球体濾過量glomerular filtration rate(GFR)の自己調節能が破綻するため,腎機能が低下するとされてきた.しかしながら最近,異なった経路として,収縮能が保たれた心不全や右心不全においてみられるように,静脈うっ

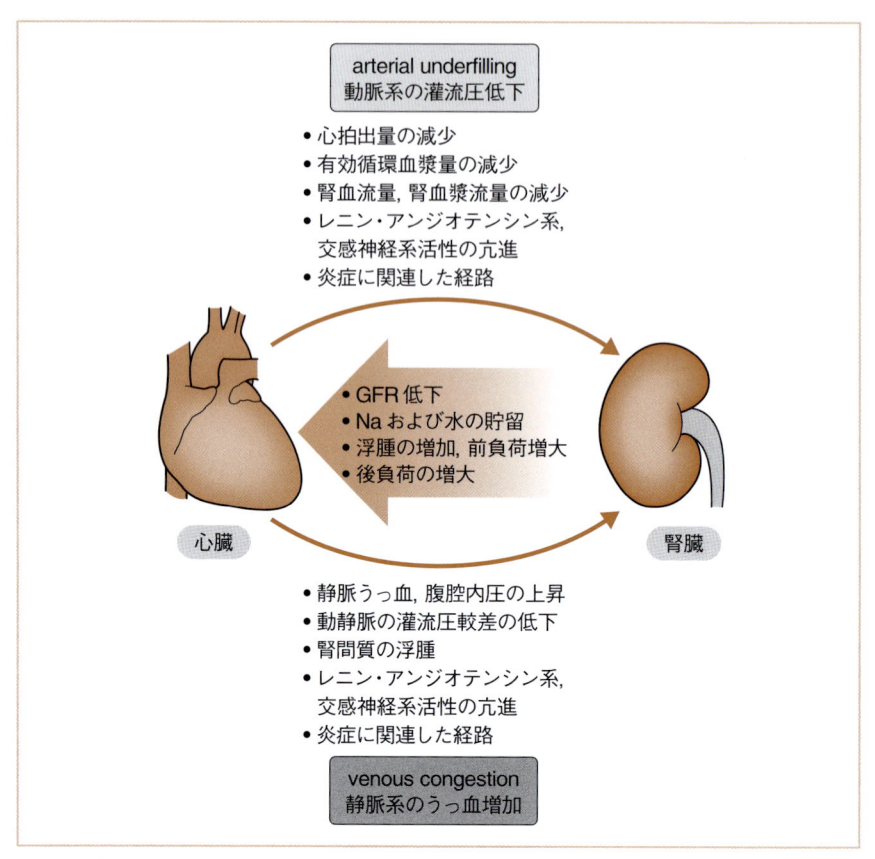

**図2 急性心腎症候群における双方向性の血行動態経路**
動脈系の灌流圧の低下のみならず，静脈系のうっ血増加も病態に寄与している．
(文献6)より引用改変)

血や右心系圧の上昇そのものが腎機能の低下，体液貯留，前・後負荷の増悪につながる，という機序も明らかになってきた[4,5]．またこれら2つの経路は，程度差はあるが，しばしば共存することがある(図2)[6]．つまり，このような病態における急性腎障害を改善させるためには，動脈系の灌流圧是正(上昇)のみならず，静脈系のうっ血是正(軽減)も併せて考慮しなければならないことになる．

**図3 正常血圧性虚血性急性腎障害**
自己調節能が正常の場合，平均動脈圧が80 mmHgを下回らない限りはGFRが維持される．一方で，自己調節能が障害された患者では，平均動脈圧が正常範囲に保たれているにもかかわらず，GFRが低下する．
（文献7）より引用改変）

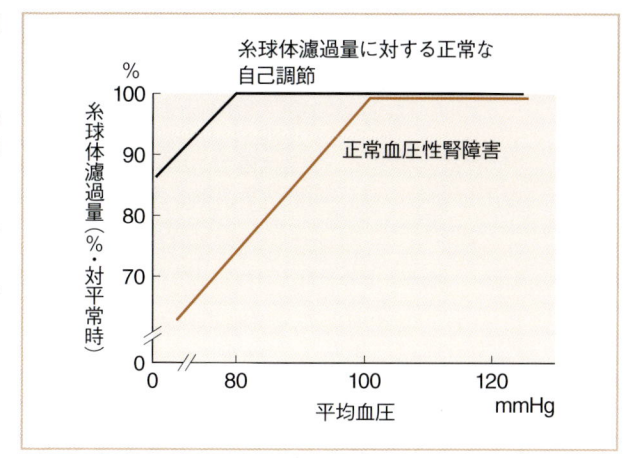

## ❷ 正常血圧性虚血性急性腎障害

　元来，腎臓には自己調節能があり，適宜，糸球体灌流圧を調節している．健常人では，平均動脈圧が80 mmHgを下回らない限り，GFRは低下しないが，一方で自己調節能が障害されている場合，100 mmHgを下回るにつれGFRが低下していく（図3）．これを正常血圧性虚血性急性腎障害と呼び，この病態発症に関するリスク因子として，高齢，動脈硬化，慢性の高血圧，慢性腎臓病chronic kidney disease（CKD），非ステロイド系抗炎症薬nonsteroidal antiinflammatory drugs（NSAIDs）の使用，レニン・アンジオテンシン系阻害薬の使用などがあげられる[7]．特に腎機能低下を認める心不全患者に対して，このような病態の存在が，過度の降圧を可及的に避けたい所以であり，細心の注意を払わなければならない．

## ❸ 心不全治療における新たな水利尿薬の登場

　治療に関しては，図2に示した通り，動脈系の低灌流を是正し，かつ，静脈系のうっ血を解除することが重要である．うっ血を解除する目的で，ループ利尿薬をはじめとした既存の利尿薬が汎用されているが，CKDを合併するフロセミド抵抗性うっ血性心不全に対するフロセミド

の増量は，体液量是正には有効であっても，腎機能の増悪へ繋がることが多い[8〜10]．

このような背景の中，2010年末に本邦で開発された新規水利尿薬であるバソプレシンV2受容体拮抗薬（トルバプタン）が，利尿薬抵抗性の心不全患者に対して併用できるようになり5年弱が経過した．トルバプタンは経口的に投与され，腎髄質集合管に存在するバソプレシンV2受容体に血管側より拮抗的に作用し，バソプレシンの結合を阻害することによって，水の再吸収を阻害し，水利尿を促す．

## 4 利尿薬抵抗性心腎不全に対するトルバプタン併用の有効性と安全性

心不全患者に対するトルバプタンの併用に関して，高度腎機能障害例における有効性や安全性は明らかでなかった．そこで我々は，すでにフロセミドを投与されているにもかかわらず，体液量管理が困難なCKD合併の心不全患者を対象として，トルバプタン併用における有効性および安全性に関して検討した[11, 12]．

### a. 有効性

フロセミド40〜200 mg/日を経口投与されているCKD合併心不全患者に対して，CKDステージG3b，4および5の3群に分けたうえで，トルバプタン15 mg（1日1回）を7日間連続で投与したところ，中等度ではあるが有意に尿量の増加をきたし（およそ1日500 mlの増量），体重減少も認めた（図4）[11]．

### b. 安全性

うっ血性心不全患者に対してトルバプタンを投与しても，腎血流量やGFRは低下しないとの報告があるが[13]，CKDを合併したうっ血性心不全患者を対象とした本試験では，試験期間を通じて，収縮期血圧，拡張期血圧および脈拍数といった血行動態的パラメータに関して，有意な変化を認めなかった（図5）[12]．また投与開始48時間後（試験3日目朝）までのWRFに関しても検討したが，開始前と比べて血清Crが0.3 mg/dl以

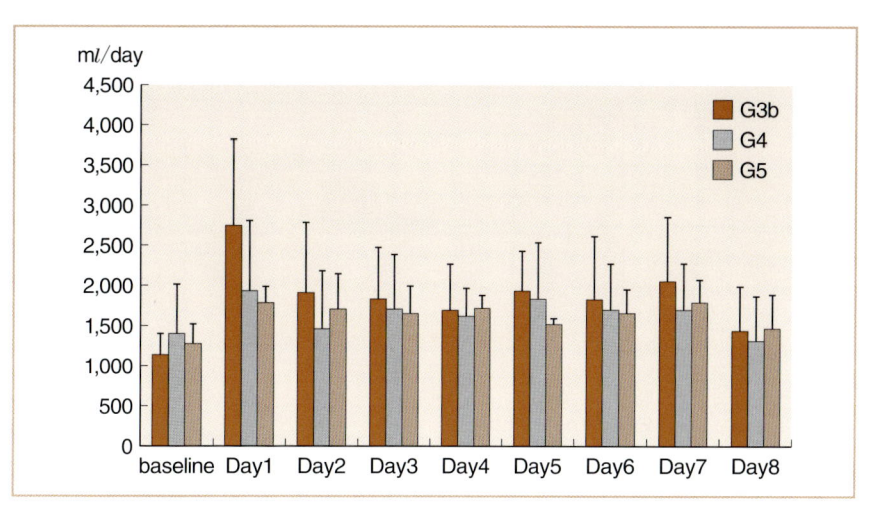

**図4 24時間尿量**
CKDステージG3b〜5の各群における，トルバプタン併用開始後の尿量推移を示す．
（文献11）より引用改変）

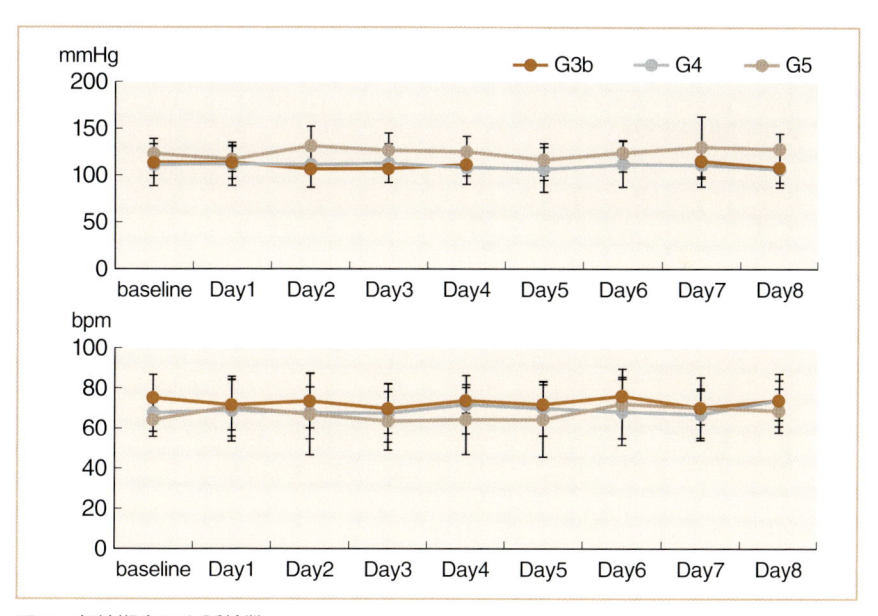

**図5 収縮期血圧と脈拍数**
CKDステージG3b〜5の各群における，トルバプタン併用開始後の血圧および脈拍数の推移を示す．（文献12）より引用改変）

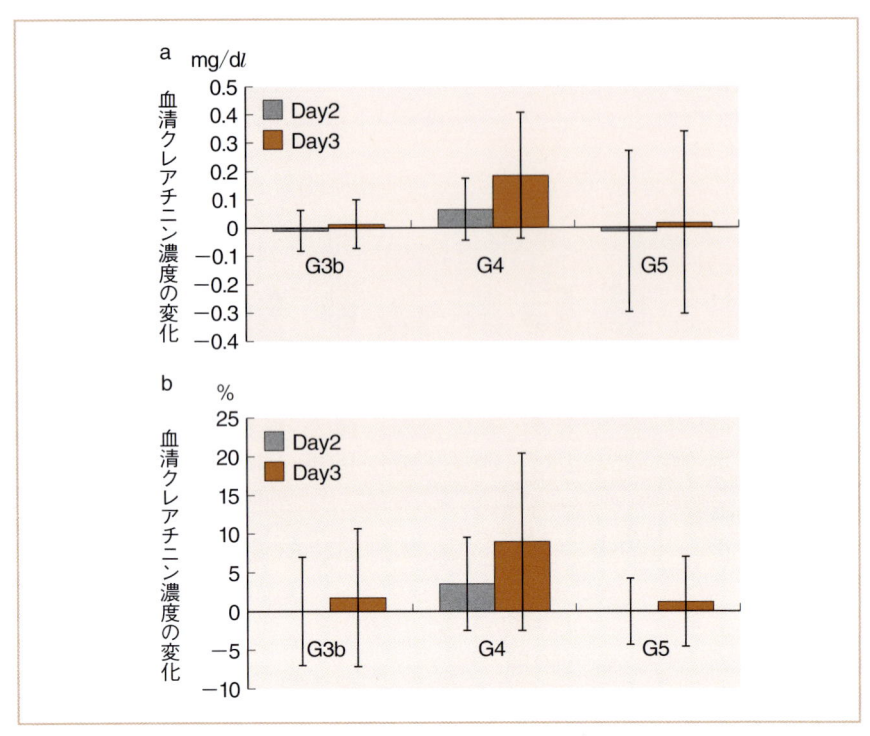

**図6 WRF の出現の有無**
CKD ステージ G3b〜5 の各群における，トルバプタン併用開始後 48 時間の血清クレアチニンの変化（差（a）および変化割合（b））を示す．（文献 12）より引用改変）

　以上昇したり，50％以上増加したりする群を認めなかった（**図6**）[12]．機序としては，ループ利尿薬と異なり，トルバプタンが有効浸透圧を上昇させる結果，細胞内から細胞外へ水がシフトし，細胞外液の一分画である血管内のボリュームを欠乏させず，利尿効果を発揮する可能性が示唆されている[14]．ほかに，バソプレシンの髄質集合管 V2 受容体へ結合をトルバプタンが阻害することによって，バソプレシンが V1a 受容体に結合し，その結果，血管収縮をひき起こし，血圧低下を軽減させている可能性も示唆されている[15]．

　その他，臨床的に問題となるような電解質・酸塩基平衡異常なども認められなかった[12]．

## おわりに

　心腎不全患者における体液量管理に際して，静脈系のうっ血の解除のみならず，正常血圧性虚血性急性腎障害発症のリスク（前述）を有する心不全患者においては，特に動脈系の灌流圧の維持も念頭に置くことが肝要である．

● 文献
1) Eshaghian, S et al : Adv Biomed Res 2013 ; 2 : 69
2) House, AA et al : Nephrol Dial Transplant 2010 ; 25 : 1416-1420
3) Mehta, RL et al : Crit Care 2007 ; 11 : R31
4) Damman, K et al : Eur J Heart Fail 2007 ; 9 : 872-878
5) Mullens, W et al : J Am Coll Cardiol 2008 ; 51 : 300-306
6) House, AA : Clin J Am Soc Nephrol 2013 ; 8 : 1808-1815
7) Abuelo, JG : N Engl J Med 2007 ; 357 : 797-805
8) Greenberg, A : Am J Med Sci 2000 ; 319 : 10-24
9) Wilcox, CS : Semin Nephrol 1999 ; 19 : 557-568
10) Sarafidis, PA et al : Expert Opin Drug Saf 2010 ; 9 : 259-273
11) Kida, K et al : Clin Pharmacokinet 2015 ; 54 : 273-284
12) Tominaga, N et al : Clin Nephrol 2015 ; 84 : 29-38
13) Costello-Boerrigter, LC et al : Am J Physiol Renal Physiol 2006 ; 290 : F273-F278
14) Paterna, S et al : J Am Coll Cardiol 2005 ; 45 : 1997-2003
15) Ribiero, A et al : Hypertension 1986 ; 8（Suppl Ⅰ）: 169-173

〈冨永直人・柴垣有吾〉

# V 腎保護を理解する－循環器医はどう腎臓を見守るべきか－

## 3 腎保護と心保護の優先権，管理におけるバランスシート
### b. 心臓専門医の立場から

**POINT**
1. 心保護が基本である．
2. 心機能改善を主目的にすることが腎機能を保護する．
3. 心機能改善とアンバランスな腎機能悪化は，薬剤性と腎自体の悪化要因を探る．
4. 血行動態の安定化が最重要目標．
5. 神経体液性因子調整において最も重要な因子はアルドステロンである．

### ●はじめに

　心不全治療における腎機能に注目する臨床的な意義は，次の2点があげられる．まず，症状を含む循環病態の安定化における尿量を確保できるか否かという点と，もう1点は，いわゆる目にみえない神経体液性因子を含む体内のさまざまな系の制御に腎臓が関与しているために，その変化を介して心機能へ悪影響を与え予後不良に関連するという2点である．この2点において，当然ながら双方向，つまり，心臓からのみではなく，腎臓の観点からの検討が重要であるが，本稿では，心臓の観点からのみに限定して心腎連関をみることとする．

### 1 血行動態的観点から心腎バランスをどのようにはかるか？

　心不全によるうっ血は，臨床的うっ血と血行動態的うっ血に分けて考えることができる[1]．心不全であるからには，その治療は，左室拡張終期圧の安定化・改善に集約される．それを達成するために，心機能低下が，血行動態的あるいは神経体液性因子的にさらなる心機能悪化をひき起こすのみならず，腎臓を含む他臓器機能も悪化させるために，すべての臓器の機能変化をみながら，それらをいかに安定化し改善するかを考えなければいけない．特に，臨床的うっ血の上流にある血行動態的うっ

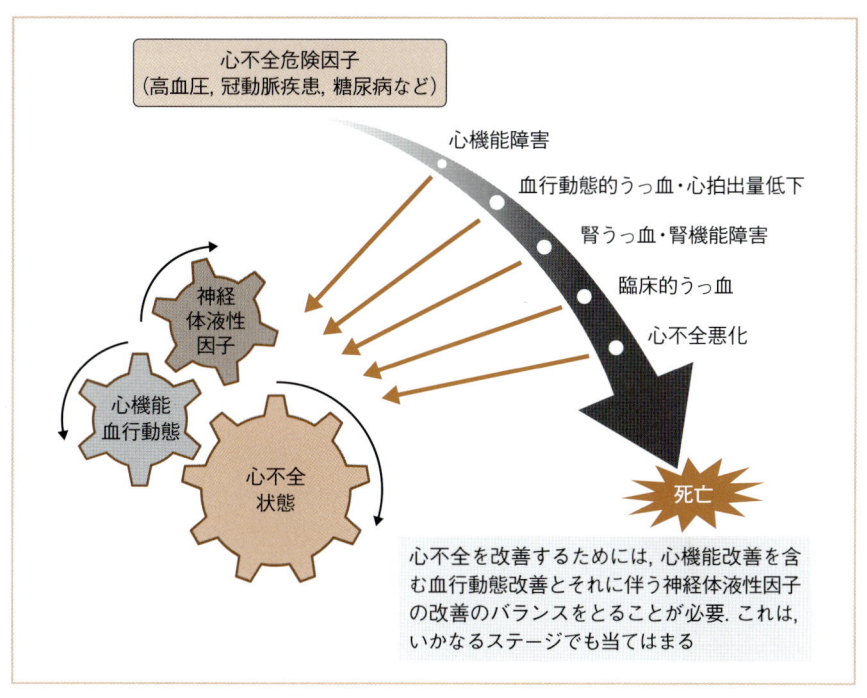

**図1 心不全進展と腎機能障害**

血の改善が重要である(**図1**). この血行動態安定化がいかに重要かということは, 最近, 改めて急性期において肺動脈カテーテルによる病態評価が予後改善に結びつき, 慢性期では肺動脈圧の遠隔モニタリングがさらなる予後改善をもたらしていることをみれば明らかである[2,3].

## 2 血行動態的観点からの心腎バランスをはかるために

### a. 心拍出量

いわゆる腎前性の機序として, 心拍出量が低下することで腎血流は減少し, 尿量の確保が難しくなることはいうまでもない. 受け皿である腎臓の状態によって, 各患者で至適心拍出量あるいはそれに伴う至適灌流圧があるため, 極力, 安定していた状態での心機能, 腎機能, 血圧などの情報収集はきわめて重要である. 心拍出量の指標として, 患者の症状

である倦怠感や食欲，身体所見の脈圧，四肢冷感などを利用するとともに，心エコー検査による左室駆出血流速度時間積分値（velocity time integral；VTI）などの非侵襲的に心拍出量を評価する方法も必要に応じて利用する．尿量が十分でない場合は，必ずこの機序を想定して，心拍出量の適正さを評価することが重要である．

　急性期の場合は，さらに，時間軸が重要な要素として加わる．治療介入のタイミングとその効果判定の頻回の病態再評価が重要なポイントとなる．例えば，血圧の場合，心臓からみれば後負荷をできるだけ迅速に軽減することが重要と考えられるが，腎臓からすれば不用意に血圧を低下させると糸球体濾過量が低下し，尿量低下を招く．つまり，両者の評価を密にみながら至適ポイントを探り出す必要がある．そのためには，心拍出量あるいは血圧と尿量のバランスの変化を適宜，アセスメントすることが必須である．治療経過において心拍出量や収縮期血圧・脈圧と尿量の関係を常にフィードバックをかけて，どのような状態が最も適切な尿量を確保できているかを検討する．

　慢性期の場合は，心不全標準治療を基準に可能な限り心機能が改善するべく薬剤選択あるいは投与用量や増量の仕方を工夫して最善を尽くす．この際，レニン・アンジオテンシン系阻害薬によって圧利尿曲線が変化することが知られているので，その増量の仕方も血圧を低下させずに行うことが重要である．

### b. 中心静脈圧

　中心静脈圧上昇が腎うっ血を助長し，腎機能が悪化しやすくなるとの報告以来，中心静脈圧と腎臓の関係が注目されている．しかし，中心静脈圧は心拍出量をコントロールする前負荷として重要な指標であり，適切な心拍出量を維持するための至適中心静脈圧を各患者あるいは同じ患者でも刻々と変化する病態に応じて検討することを忘れてはならない．つまり，腎うっ血改善を腎臓ばかりに目を向けていると心機能によっては，前負荷の過度の低下により，血行動態の破綻を招くことにもなりかねない点に注意をすることが大切である．やみくもに中心静脈圧を低下させることだけが，腎うっ血を解除して心腎バランスをとることに有用

であるわけでない．個々の患者の至適中心静脈圧を常に考えながら，それぞれ変化する圧に応じて，心拍出量や腎臓のoutputとしての尿量の変化をしっかりとらえて，適切なバランスを見出す努力が必要である．この観点から，内頸静脈拍動レベルや肝頸静脈逆流の評価が必須となる．

急性期の場合は，中心静脈圧（場合によっては，頸静脈評価で代用）と心拍出量との関連性を適宜，アセスメントして現時点の心機能と尿量維持のために必要な至適中心静脈圧を探り出す．

慢性期は，左室拡張終期圧の大まかな指標としての脳性ナトリウム利尿ペプチド brain natriuretic peptide（BNP）と腎機能（血清クレアチニン，血中尿素窒素，あるいはその比）のバランスをみながら，至適状態を把握し，悪化がないように適切な心不全標準治療を達成すべく，薬剤選択や用量調整を行う．

## ❸ 神経体液性因子からみた心腎バランスをどのようにとるか？

この観点から心腎機能バランスを考える場合，神経体液性因子を活性化する要因として最も大きな因子は，心機能を含む循環動態であることを念頭におく．心機能が安定しているにもかかわらず，腎機能の悪化がみられる場合は，薬剤性か腎自体の問題であり，その際には躊躇することなく，薬剤を減量中止するか，腎臓内科にコンサルトすることが大切である．

この観点からの心腎バランスをとる重要な点は，アルドステロン抑制である．レニン・アンジオテンシン系阻害薬は標準治療として重要であるが，それに抗アルドステロン薬を追加することで心不全の予後が改善することを示す大規模臨床試験結果が多いのは，とりもなおさずレニン・アンジオテンシン系阻害薬の用量や投与期間の問題で，心筋組織内のアルドステロンも含めて適切に抑制し得ていないことにほかならない．しかし，一方で，抗アルドステロン薬をレニン・アンジオテンシン系に追加投与することで，血清カリウム値の上昇や腎機能の悪化をよく経験する．最近の研究では，このような合併症を起こしうるが，総合的には抗アルドステロン薬の心不全治療薬としての効果は相殺されることがないことが示されている[4]．したがって，血圧低下や腎機能変化に十

分注意をして導入し，増量していくことが重要である．

## おわりに

心不全治療における心腎連関を心臓側からみる場合，腎機能悪化を最小限にすべく最大限に心不全治療を強化することである．その場合に，最も重要なことは急性期も慢性期も急激な血行動態変化をきたさないようにバランスを考慮して行うことであり，それがひいては神経体液性因子にも好影響を与えることになる．

### ●文献
1) Gheorghiade, M et al：Eur J Heart Fail 2010；12：423-433
2) Sotomi, Y et al：Int J Cardiol 2014；172：165-172
3) Abraham, WT et al：Lancet 2011；377：658-666
4) Rossignol, P et al：Circ Heart Fail 2014；7：51-58

（佐藤直樹）

# VI

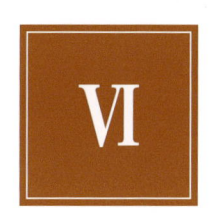

# 心腎連関を意識した心不全治療ツールの活用
―どう腎臓を意識するか―

# VI 心腎連関を意識した心不全治療ツールの活用−どう腎臓を意識するか−

## 1 心不全基本治療薬
### a. レニン・アンジオテンシン・アルドステロン系阻害薬

**POINT**

1. レニン・アンジオテンシン・アルドステロン系（RAAS）は慢性心不全，慢性腎臓病両者の病態の進行に深くかかわっている．
2. 中等度腎機能障害を伴う慢性心不全患者の予後改善効果に関して，アンジオテンシン変換酵素阻害薬（ACEI），ミネラルコルチコイド受容体拮抗薬（MRA）には強い，アンジオテンシンⅡ受容体拮抗薬（ARB）には中等度のエビデンスが存在する．
3. 重度腎障害を合併する心不全患者に対して ACEI は中等度腎機能障害合併症例と同様の効果が期待できるが，エビデンスは限られている．
4. RAAS 阻害薬使用開始早期の腎機能悪化に対しては，腎機能低下の程度と薬剤の予後改善効果とを考慮しながら対処する必要がある．

### 1 機序

　アンジオテンシンⅡは腎糸球体の輸入・輸出細動脈の両方を収縮させるが，輸出細動脈のほうを収縮させる作用がより強いため，アンジオテンシン変換酵素阻害薬 angiotensin converting enzyme inhibitor（ACEI）やアンジオテンシンⅡ受容体拮抗薬 angiotensin Ⅱ receptor blocker（ARB）投与は輸出細動脈をより拡張し，糸球体内圧上昇を解除し，腎障害の進行が抑制される．加えてアンジオテンシンⅡは，transforming growth factor-$\beta$（TGF-$\beta$）などの産生を刺激する作用および直接的な作用により腎糸球体のメサンギウム細胞の過剰増殖や糸球体の硬化をもたらす．さらに近年アルドステロンも輸出細動脈の収縮をひき起こし，糸球体内圧上昇をひき起こすこと，またポドサイトやメサンギウム細胞にも働くことで，腎障害に関与することが示されている．レニン・アンジオテンシン・アルドステロン系 renin-angiotensin-aldosterone system（RAAS）阻害薬は，これらの機序の抑制を介して腎障害の

進展を抑制すると考えられる．一方で RAAS 阻害薬は糸球体内圧を低下させるため，糸球体濾過圧を低下させ糸球体濾過値 glomerular filtration rate（GFR）を低下させやすく，また高カリウム血症を助長させる恐れもあり，特に腎障害を有する心不全患者への使用にはこれら副作用に注意が必要である．

## ❷ エビデンス

　RAAS は心不全の病態形成に重要な役割を担うのみならず，さまざまな腎障害における病態形成にも関与することが上記のように知られることから，RAAS 阻害薬の心腎連関における作用に興味がもたれる．実際 ACEI や ARB は心血管イベントリスクの高い群において腎機能障害悪化を抑制することが複数の臨床研究により示されている．一方で，腎機能障害を有する心不全患者における RAAS 阻害薬使用が，GFR を低下させ腎機能悪化をひき起こす可能性があることもよく知られている．2013 ACCF/AHA 心不全ガイドラインにおいては ACEI（不認容の場合は ARB）を sCRE 3 mg/d$l$ 以上の場合には注意して使用することを推奨し，またミネラルコルチコイド受容体拮抗薬 mineralocorticoid receptor antagonist（MRA）の不適切な使用は sCRE が男性で 2.5 mg/d$l$ より，女性で 2.0 mg/d$l$ より高い場合，あるいは eGFR が 30 m$l$/min/1.73 m$^2$ 未満では危険である可能性を指摘している．また 2012 ESC 心不全ガイドラインでは ACEI（不認容の場合 ARB）を sCRE 2.5 mg/d$l$ 以下あるいは eGFR 30 m$l$/min/1.73 m$^2$ 以上の患者のみに，MRA を適正な腎機能を有する患者のみに使用するよう推奨している．RAAS 阻害薬を用いた心不全の予後に対する臨床研究の多くは高度腎機能障害合併患者を除外しており，高度腎機能障害を有する心不全患者における RAAS 阻害薬の意義は十分に確立しているとは言い難い．次に腎障害を有する心不全患者における RAAS 阻害薬の意義に関して現時点での知見を概説する．

### a. 中等度あるいは重度腎機能低下を有する心不全患者に対する ACEI のエビデンス

　心不全あるいは心筋梗塞後の心機能障害を有する患者を対象とした複

数の大規模ランダム化前向き臨床試験において，Stage 3 慢性腎臓病（CKD）を伴う心機能低下症例におけるACEIの予後改善効果は一貫して認められている．一方で，Stage 4〜5 CKD症例においては，Stage 3 CKD症例と同様の効果が期待できることが示唆されるものの，データが少ないために明確な結論は出ていない．最近の前向きコホート研究において propensity score match を用いて解析した結果ではACEIあるいはARBの重度腎機能障害合併心不全症例(sCRE 2.33 mg/d$l$より上あるいはeGFR 30 ml/min/1.73 m$^2$未満)への使用(ACEI使用例67％，ARB使用例31％，両群薬使用例2％)は有意に全死亡の低下と関連することが報告されている．

### b. 中等度あるいは重度腎機能低下を有する心不全患者に対するARBのエビデンス

限られたエビデンスではあるがStage 3 CKD合併心不全症例に対してARBは腎障害がより軽度あるいはない群と同様の有効性が期待できることが示されている．一方，Stage 4〜5 CKD合併心不全症例に対してARB単独での有効性を評価した明確なデータはない．

### c. 中等度あるいは重度腎機能低下を有する心不全患者に対するACEIとARB併用のエビデンス

複数の臨床試験の結果を基に，2012 ESCおよび2013 ACCF/AHAの心不全ガイドラインではともにACEIおよび$\beta$遮断薬をすでに服用している心不全患者へのARB追加投与は，MRAが使用不能あるいは不認容の場合に考慮されうる，とされており，同様の適応はStage 3 CKD合併症例においても当てはまる．Stage 4〜5 CKD合併心不全症例に対してACEIとARB併用は，比較的症例数の少ない心不全合併透析症例における予後改善を認めた報告に限られており，慎重な使用が望まれる．

### d. 中等度あるいは重度腎機能低下を有する心不全患者に対するMRAのエビデンス

Stage 3 CKDを伴う心不全症例に対するMRAの有効性は複数の臨床

試験から明らかに認められるが，Stage 4〜5 CKD症例における効果は判断できるデータが存在しない．

### e. 心不全患者におけるRAAS阻害薬によるworsening renal function（WRF）

　心不全の加療中にしばしば腎機能の悪化（worsening renal function；WRF）が認められ，こうしたWRFと予後悪化との関連が注目をされている．心不全患者を対象とした臨床試験においてACEIあるいはARBの導入により10〜35％の患者においていくらかのCRE上昇が認められている．ACEIとARBを直接比較した臨床試験の結果からはACEIとARB間でWRFのリスクは同程度である．MRAの腎機能に対する作用もACEIやARBと同様，投与初期にeGFR低下が認められる．

　このような，心不全患者でのRAAS阻害薬使用によるWRFは，しかしそれ以外の理由によるWRFと比較して予後悪化に必ずしもつながるものではないとされている．収縮能低下を伴う心不全に対するRAAS阻害薬の効果を検討したメタ解析では，無作為化後の短期間でのWRFは生命予後の悪化と相関していたが，RAAS阻害薬による生命予後の改善効果はWRFがない群よりWRFを認めた群でより強く，WRFと生命予後悪化との相関もプラセボ群でより強かった（**図1, 2**）[1]．こうした結果から，過度の腎機能悪化はもちろん危険であるが，そうでなければWRFはRAAS阻害薬の減量あるいは中止の理由には必ずしもならないと考えるべきであろう．複数の大規模臨床試験の結果からRAAS阻害薬使用によるeGFRの20〜30％程度の低下は心血管イベント減少効果に悪影響を及ぼさないものと考えられ，最近のガイドラインではRAAS阻害薬使用によるsCREの基礎値からの50％までの上昇，あるいはsCRE 3 mg/dlまでの上昇のどちらか少ないほうまでの変化であれば許容範囲であるとしている．

### ❸ わたしの考え

　上記の知見より，中等度腎障害（Stage 3 CKD）を有する心不全患者に対してACEI（不認容の場合はARB）およびMRAの使用はその予後改

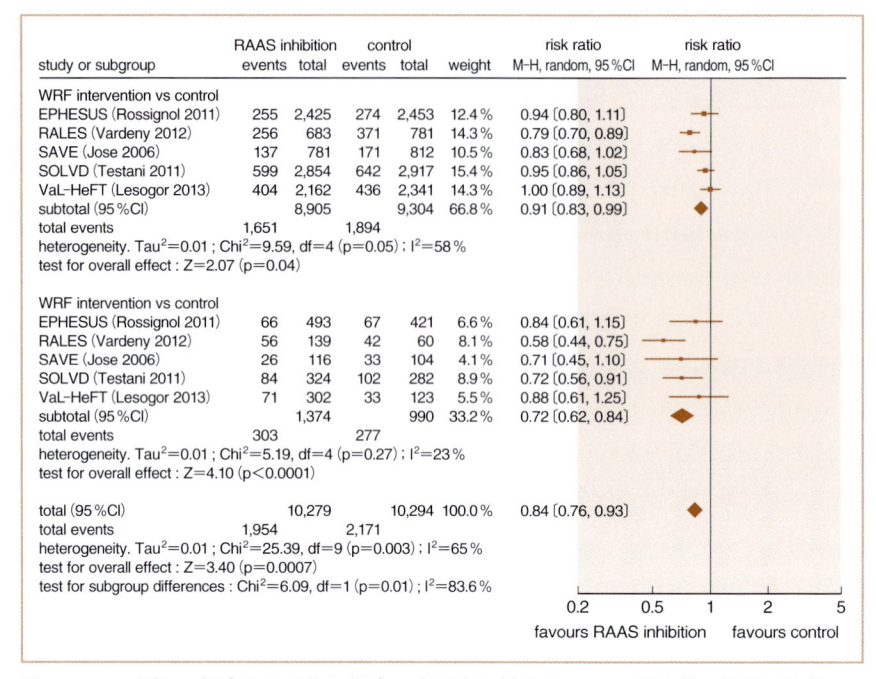

| study or subgroup | RAAS inhibition events | total | control events | total | weight | risk ratio M-H, random, 95%CI |
|---|---|---|---|---|---|---|
| WRF intervention vs control | | | | | | |
| EPHESUS (Rossignol 2011) | 255 | 2,425 | 274 | 2,453 | 12.4% | 0.94 [0.80, 1.11] |
| RALES (Vardeny 2012) | 256 | 683 | 371 | 781 | 14.3% | 0.79 [0.70, 0.89] |
| SAVE (Jose 2006) | 137 | 781 | 171 | 812 | 10.5% | 0.83 [0.68, 1.02] |
| SOLVD (Testani 2011) | 599 | 2,854 | 642 | 2,917 | 15.4% | 0.95 [0.86, 1.05] |
| VaL-HeFT (Lesogor 2013) | 404 | 2,162 | 436 | 2,341 | 14.3% | 1.00 [0.89, 1.13] |
| subtotal (95%CI) | | 8,905 | | 9,304 | 66.8% | 0.91 [0.83, 0.99] |
| total events | 1,651 | | 1,894 | | | |

heterogeneity. Tau$^2$=0.01; Chi$^2$=9.59, df=4 (p=0.05); I$^2$=58%
test for overall effect: Z=2.07 (p=0.04)

| WRF intervention vs control | | | | | | |
|---|---|---|---|---|---|---|
| EPHESUS (Rossignol 2011) | 66 | 493 | 67 | 421 | 6.6% | 0.84 [0.61, 1.15] |
| RALES (Vardeny 2012) | 56 | 139 | 42 | 60 | 8.1% | 0.58 [0.44, 0.75] |
| SAVE (Jose 2006) | 26 | 116 | 33 | 104 | 4.1% | 0.71 [0.45, 1.10] |
| SOLVD (Testani 2011) | 84 | 324 | 102 | 282 | 8.9% | 0.72 [0.56, 0.91] |
| VaL-HeFT (Lesogor 2013) | 71 | 302 | 33 | 123 | 5.5% | 0.88 [0.61, 1.25] |
| subtotal (95%CI) | | 1,374 | | 990 | 33.2% | 0.72 [0.62, 0.84] |
| total events | 303 | | 277 | | | |

heterogeneity. Tau$^2$=0.01; Chi$^2$=5.19, df=4 (p=0.27); I$^2$=23%
test for overall effect: Z=4.10 (p<0.0001)

| total (95%CI) | | 10,279 | | 10,294 | 100.0% | 0.84 [0.76, 0.93] |
|---|---|---|---|---|---|---|
| total events | 1,954 | | 2,171 | | | |

heterogeneity. Tau$^2$=0.01; Chi$^2$=25.39, df=9 (p=0.003); I$^2$=65%
test for overall effect: Z=3.40 (p=0.0007)
test for subgroup differences: Chi$^2$=6.09, df=1 (p=0.01); I$^2$=83.6%

0.2　0.5　1　2　5
favours RAAS inhibition　　favours control

**図1　WRFがない場合とみられた場合の全死亡に対するRAAS阻害薬の効果の比較**
(文献1)より引用改変)

　善効果が期待できる．重度腎障害(Stage 4〜5 CKD)を合併した心不全患者に対しては，ACEIは中等度腎機能障害症例と同様の効果が期待できるが，副作用に注意して少量から使用したほうがよい．ARB，MRAに関しては重度腎機能障害合併例への使用に際しては慎重に考慮し，使用する場合は副作用を頻回にチェックすることが望ましい．
　RAAS阻害薬使用時の，特に使用早期におけるGFR低下に関しては，これら阻害薬の長期の心不全および腎障害両者に対する予後改善効果を鑑みて，ガイドラインにも示されているようにsCREの基礎値からの50％までの上昇，あるいは3 mg/dlまでの上昇のどちらか少ないほうまでの変化であれば許容範囲として投与継続を優先し，可能であれば他の腎機能低下に関与しうる薬剤の中止や利尿薬の減量を考慮することが望ましい．それが困難，あるいはそれでも腎機能悪化が進行するようであ

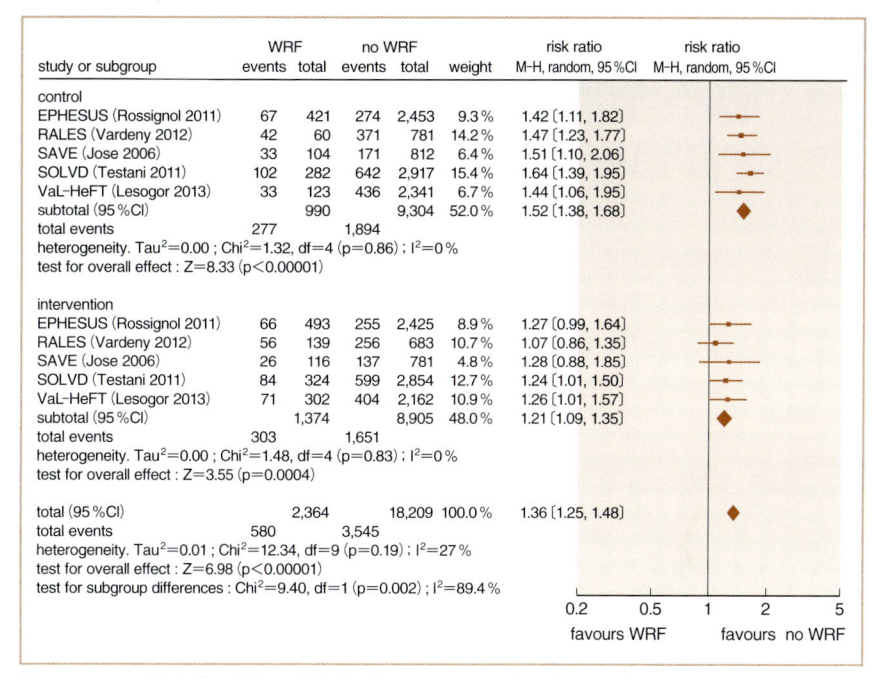

| study or subgroup | WRF events | total | no WRF events | total | weight | risk ratio M-H, random, 95%CI | risk ratio M-H, random, 95%CI |
|---|---|---|---|---|---|---|---|
| control | | | | | | | |
| EPHESUS (Rossignol 2011) | 67 | 421 | 274 | 2,453 | 9.3% | 1.42 [1.11, 1.82] | |
| RALES (Vardeny 2012) | 42 | 60 | 371 | 781 | 14.2% | 1.47 [1.23, 1.77] | |
| SAVE (Jose 2006) | 33 | 104 | 171 | 812 | 6.4% | 1.51 [1.10, 2.06] | |
| SOLVD (Testani 2011) | 102 | 282 | 642 | 2,917 | 15.4% | 1.64 [1.39, 1.95] | |
| VaL-HeFT (Lesogor 2013) | 33 | 123 | 436 | 2,341 | 6.7% | 1.44 [1.06, 1.95] | |
| subtotal (95%CI) | | 990 | | 9,304 | 52.0% | 1.52 [1.38, 1.68] | |
| total events | 277 | | 1,894 | | | | |
| heterogeneity. Tau²=0.00 ; Chi²=1.32, df=4 (p=0.86) ; I²=0% | | | | | | | |
| test for overall effect : Z=8.33 (p<0.00001) | | | | | | | |
| intervention | | | | | | | |
| EPHESUS (Rossignol 2011) | 66 | 493 | 255 | 2,425 | 8.9% | 1.27 [0.99, 1.64] | |
| RALES (Vardeny 2012) | 56 | 139 | 256 | 683 | 10.7% | 1.07 [0.86, 1.35] | |
| SAVE (Jose 2006) | 26 | 116 | 137 | 781 | 4.8% | 1.28 [0.88, 1.85] | |
| SOLVD (Testani 2011) | 84 | 324 | 599 | 2,854 | 12.7% | 1.24 [1.01, 1.50] | |
| VaL-HeFT (Lesogor 2013) | 71 | 302 | 404 | 2,162 | 10.9% | 1.26 [1.01, 1.57] | |
| subtotal (95%CI) | | 1,374 | | 8,905 | 48.0% | 1.21 [1.09, 1.35] | |
| total events | 303 | | 1,651 | | | | |
| heterogeneity. Tau²=0.00 ; Chi²=1.48, df=4 (p=0.83) ; I²=0% | | | | | | | |
| test for overall effect : Z=3.55 (p=0.0004) | | | | | | | |
| total (95%CI) | | 2,364 | | 18,209 | 100.0% | 1.36 [1.25, 1.48] | |
| total events | 580 | | 3,545 | | | | |
| heterogeneity. Tau²=0.01 ; Chi²=12.34, df=9 (p=0.19) ; I²=27% | | | | | | | |
| test for overall effect : Z=6.98 (p<0.00001) | | | | | | | |
| test for subgroup differences : Chi²=9.40, df=1 (p=0.002) ; I²=89.4% | | | | | | | |

0.2　0.5　1　2　5
favours WRF　　favours no WRF

**図2　RAAS阻害薬の投与，非投与群でのWRFの全死亡に及ぼす影響の比較**
(文献1)より引用改変)

れば，まずはRAAS阻害薬を半量に減量し，腎機能を頻回にフォローする．もしsCREが2倍以上，あるいは3.5 mg/dlを超えてくるようであれば中止を考えるべきであろう．

● 文献
1) Clark, H et al : Eur J Heart Fail 2014 ; 16 : 41-48

(桑原宏一郎・木村　剛)

# VI 心腎連関を意識した心不全治療ツールの活用―どう腎臓を意識するか―

## 1 心不全基本治療薬
### b. β遮断薬

**POINT**
1. 腎障害増悪を怖れて，不十分な治療にならないように！
2. 少量から投与（代謝排泄経路に留意）．
3. 腎障害患者でも，収縮不全には早期から投与．
4. 腎障害患者でも，拡張不全では頻脈治療目的で投与．

### 1 腎臓への薬理作用

　β遮断薬は，腎の傍糸球体細胞に存在するβ$_1$，β$_2$受容体を介し，腎でのレニン分泌を低下させる．

　代謝に関しては，脂溶性β遮断薬は肝代謝であり作用時間は短く，水溶性β遮断薬は腎排泄であり作用時間は長い（**表1**）．

### 2 エビデンス

　以下に，慢性心不全治療ガイドライン（2010年度改訂版）および急性心不全治療ガイドライン（2011年度改訂版）を踏まえた現状を述べる．

#### a. 利尿・除水効果

　直接的な利尿効果に関するエビデンスの報告はない．しかし，慢性心不全においてリモデリングを起こした左室が，β遮断薬の長期投与によりリバースリモデリングを達成し心収縮能が改善した場合，腎血流増加による間接的な利尿効果が期待できる．β遮断薬により頻脈および頻脈性不整脈がコントロールされた場合も，腎血流増加に伴う間接的な利尿効果が期待できる．

#### b. 腎保護効果

　直接的な腎保護効果に関するエビデンスはない．しかし，心不全改善

表1 β遮断薬の排泄経路，透析性，投与量

| 一般名 | 商品名 | 主要消失経路 | 透析性 | 通常常用量 (mg/day) | 透析至適用量 (mg/dl) |
|---|---|---|---|---|---|
| アセブトロール | アセタノール | 腎36% | － | 200〜600 | 100〜400 |
| アテノロール | テノーミン | 腎90% | ＋ | 25〜100 | 週3回透析後に25 |
| アルプレノロール | レグレチン/スカジロール | 不明 | 不明 | 75〜150 | 不明 |
| アロチノロール | アルマール | 肝 | － | 20〜30 | 常用量 |
| エリスモロール | ブレビブロック注 | 肝（腎10%未満） | － | 0.15 mg/kg/min | 常用量 |
| オクスプレノロール | トラサコール | 肝 | 不明 | 60〜120 | 常用量 |
| カルテオロール | ミケラン | 腎60〜70% | － | 10〜30 | 2.5〜15 |
| ナドロール | ナディック | 腎90% | － | 30〜60 | 週3回透析後に30〜60 |
| ビソプロロール | メインテート | 腎50% | － | 5 | 2.5 |
| ピンドロール | カルビスケン | 腎35〜54% | ＋ | 5〜15 | 5〜10 |
| ブフェトロール | アドビオール | 不明 | 不明 | 15 | 不明 |
| プロプラノロール | インデラル | 肝 | － | 30〜120 | 常用量 |
| メトプロロール | セロケン/ロプレソール | 肝 | － | 60〜240 | 常用量 |
| ランジオロール | 注射用オノアクト | 肝（腎8.7%） | ＋ | 添付文書参照 | 常用量 |

（血液透析患者における心血管合併症の評価と治療に関するガイドライン．透析会誌 2011；44：337-425 より抜粋）

による腎血流増加が間接的に腎保護効果を持つ可能性がある．

　β遮断薬によるレニン産生低下は，高血圧是正により間接的に腎保護作用を有する可能性はあるが，直接的な腎保護作用に関しては現時点で不明である．

### c. 腎障害例での心不全予後効果

#### 1) 収縮不全において

　急性心不全ではなるべく早期にβ遮断薬の開始に努める．慢性心不全においてβ遮断薬は確立された標準治療薬であり，心不全重症度分類で

AHA/ACC分類Stage B（NYHA分類1度）の初期から治療を開始する．

慢性腎臓病chronic kidney disease（CKD）と慢性収縮不全合併患者におけるβ遮断薬による死亡率改善がこれまでに報告され，透析患者においても同様の効果が認められている．このことから，CKD合併の収縮不全患者でもβ遮断薬を積極的に投与すべきと考えられる．

### 2）拡張不全（左室心筋が原因）において

急性増悪期には増悪因子である頻脈および頻脈性不整脈の治療目的で少量のβ遮断薬使用が有効な場合がある．慢性期治療として，β遮断薬は降圧・肥大退縮・心拍数抑制効果により拡張期充満を改善することで有効である．

腎障害例でも，明らかなエビデンスの報告はないものの同様の効果が期待される．

## ❸ わたしの考え

### a．本薬の立ち位置

β遮断薬による直接的な腎障害増悪の可能性は低い．そのため腎障害例の有無によらず可能な限り収縮不全や拡張不全の治療を優先し，適切なタイミングでの投与開始および継続を行う．腎障害がある場合は薬剤の代謝排泄経路を念頭に置く必要がある．

### b．具体的使用法

収縮不全と拡張不全の病態に応じて投与を検討する．

#### 1）収縮不全

急性非代償性心不全においてはworsening renal function（WRF）発症よりも，不十分な心不全治療のほうが生命予後に関連するとの報告がある．またWRF発症にβ遮断薬投与が危険因子となる報告もない．そのため生命予後を優先し，腎障害に関係なく急性期において早期からのβ遮断薬投与開始を考慮し，忍容性を見ながら増量する．

慢性心不全患者でも，腎障害の有無によらず重症度の低い早期の段階（AHA/ACC分類Stage B，NYHA分類1度）から投与開始を検討する．

## 2) 拡張不全

急性期において頻脈および頻脈性不整脈が増悪因子と考えられる場合に，腎障害の有無に関係なくβ遮断薬の投与を検討する．慢性期では降圧・肥大退縮・心拍数抑制効果を期待し投与を考慮する．

## 3) 代謝・排泄に留意して

一般的にβ遮断薬は少量からの投与開始が原則であるが，腎障害例における腎排泄型β遮断薬投与に関しては，少量からの開始が望ましい．透析患者では薬剤の透析性にも注意する(表1)．投与中は透析中の血圧低下や徐脈誘発に注意が必要である．

## 4) 急性期におけるランジオロールの可能性

2013年に注射用ランジオロールが心機能低下例における頻脈性不整脈(心房細動，心房粗動)に対して効能追加となった．その特徴として，① 超短時間作用型(半減期4分)，② 肝代謝であり腎障害患者でも用量調整が不要，③ 低用量で投与した際には陰性変時作用が陰性変力作用より先に発現，④ 心筋に対する抗炎症作用や抗酸化作用を持つ，などがあげられる．そのため，内服不能となった慢性透析・高度腎障害を持つ重症心不全患者でジギタリス製剤投与が困難な場合に心房細動，心房粗動のレートコントロールとして有用なだけでなく，心不全そのものへの直接的な効果が今後期待される．

## 5) その他

β遮断薬の中でも$β_2$受容体拮抗作用を持つものは，$Na^+$-$K^+$ ATPase活性を低下させて細胞外$K^+$の細胞内への移行を抑制し，血清Kを上昇させる可能性がある．電解質異常が催不整脈作用に繋がりやすい心不全患者では，特に注意が必要である．

(池上直慶・矢野雅文)

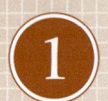

# 1 心不全基本治療薬
## c. ナトリウム利尿薬

**POINT**
1. 急性心不全治療において，ループ利尿薬は即効性があり，急性期において早期より十分な量を投与する．
2. 急性心不全治療において，ループ利尿薬の効果が不十分であれば，持続静注や他の利尿薬との併用を考慮する．
3. 慢性心不全では，NYHA分類Ⅱ度で体液貯留による症状が明らかな場合には，ループ利尿薬，軽症例ではサイアザイド系利尿薬を用いる．
4. カリウム保持性利尿薬（抗アルドステロン薬）は，ループ利尿薬，アンジオテンシン変換酵素 angiotensin converting enzyme（ACE）阻害薬がすでに投与されているNYHA分類Ⅲ度以上の重症患者に対する投与が推奨されるが，高カリウム血症に注意が必要である．
5. 長時間作用型ループ利尿薬は短時間作用型に比べて心血管死や心不全による入院を少なくするエビデンスがある．
6. 腎機能障害例では，体液量調整の許容範囲が狭く，脱水により容易に腎機能が低下する．また抗アルドステロン薬による高カリウム血症のリスクが高い．

## はじめに

　心臓と腎臓は体液量や血圧の維持に重要な役割を果たしており，両臓器が協調することで適切な循環動態が維持されている．このため心臓と腎臓は互いの臓器障害に深く関連し，心腎連関と呼ばれる．Roncoらは複雑な心腎連関の病態を，心腎症候群 cardiorenal syndrome（CRS）として，急性か慢性か，また原因となる臓器障害が心臓か腎臓か全身性疾患かにより，急性心腎症候群（Type 1 CRS），慢性心腎症候群（Type 2 CRS），急性腎心症候群（Type 3 CRS），慢性腎心症候群（Type 4 CRS），二次性心腎症候群（Type 5 CRS）の五つに分類している[1]．

本分類は網羅的でよく整理されているが，CRSの病態は複雑であり，心不全と慢性腎臓病chronic kidney disease(CKD)は併存することが多く，必ずしも明確に分類できない場合も多い．

心不全，特に急性心不全の主病態は，心原性肺水腫，低灌流，体液貯留の三つであり，治療にあたってはまずこれらのどれが主病態であるかを把握することが重要である．ナトリウム利尿薬はこのうち主に体液貯留に対して用いる薬剤である．ただし単独で用いることは少なく，他病態の治療と併用する．

本稿では急性期と慢性期の心不全におけるナトリウム利尿薬の治療を概説する．

## 1 機序－腎臓への薬理作用－

臨床的に使用されるナトリウム利尿薬には，それぞれ作用機序からループ利尿薬，サイアザイド系利尿薬，カリウム保持性利尿薬（抗アルドステロン薬）の3種類があげられる（図1）[2]．

ループ利尿薬は血中蛋白と結合し，糸球体では濾過されることなく，近位尿細管細胞に取り込まれて尿細管腔に分泌される．そしてヘンレの上行脚の管腔側に存在するNa-K-2Cl共輸送体を阻害してナトリウム再吸収を抑制しナトリウム利尿効果を発揮する．副作用として低カリウム血症や，高用量使用による聴覚毒性があげられる．

サイアザイド系利尿薬は近位尿細管で尿細管腔に分泌され，遠位尿細管のNa-Cl共輸送体を抑制することでナトリウム利尿効果を発揮する．副作用として低カリウム血症の他，低ナトリウム血症，高尿酸血症，血糖上昇があげられる．

カリウム保持性利尿薬（抗アルドステロン薬）は集合管のアルドステロン受容体と結合し，アルドステロンの作用を阻害する．アルドステロンは尿細管腔のナトリウムチャネルとカリウムチャネルを増加させ，またNa-K-ATPaseを活性化しナトリウムの再吸収を増加させており，これらを阻害することでナトリウム利尿効果を発揮する．一方で通常の状態では，このナトリウムの移動によって電気勾配が形成されて細胞内から管腔内へのカリウム分泌が促進されているため，これが阻害されること

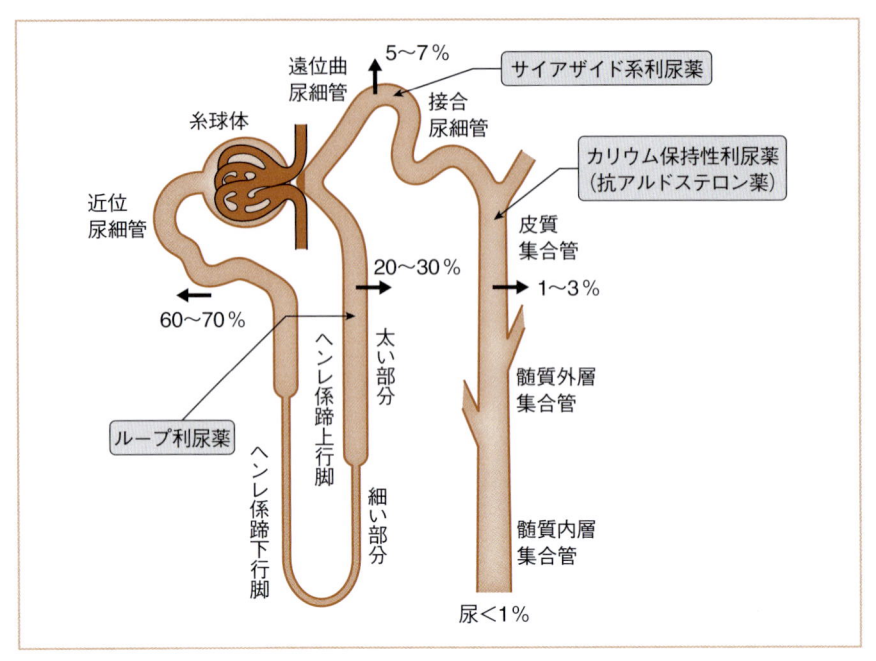

**図1 利尿薬の作用部位**
図中の%は糸球体で濾過されたナトリウムの何%が再吸収されるかを示す．

で尿中へのカリウム分泌が低下し血中カリウムを上昇させる．分類としてはナトリウム利尿薬であるが，利尿効果はあまり強くない．このためカリウム保持性利尿薬(抗アルドステロン薬)は体液管理目的の利尿薬として急性期に使用されることは少なく，慢性期管理や，抗アルドステロン作用による長期予後改善を目的として使用されることが多い．選択的な抗アルドステロン薬であるエプレレノンは，スピロノラクトンでみられる女性化乳房や乳房痛などの副作用がない．

## ❷ 急性心不全治療におけるナトリウム利尿薬

日本循環器学会などの急性心不全治療ガイドライン(2011年改訂版)[3]における利尿薬治療を**表1**に示す．急性心不全治療において，ループ利尿薬は肺うっ血や浮腫などの心不全症状を軽減し，前負荷を減じて左室拡張末

**表1** 急性心不全における利尿薬治療

クラスI
- 急性心不全における肺うっ血，浮腫に対するフロセミド（静注および経口投与）：レベルB
- 重症慢性心不全　NYHA III～IVに対するスピロノラクトン経口投与：レベルB

クラスIIa
- カルペリチド静脈内投与：レベルB
- 急性心不全から慢性期管理に移行する場合のトラセミド：レベルB
- フロセミド1回静注に抵抗性の場合の持続静脈内投与：レベルB

クラスIIb
- フロセミドによる利尿効果減弱の場合の多剤併用（ループ系とサイアザイド，スピロノラクトン）：レベルC
- 腎機能障害合併例に対するカルペリチド静脈内投与：レベルB

クラスIII
- 腎機能障害，高K血症合併例に対する抗アルドステロン薬投与

（文献3）より引用）

期圧を低下させるため，フロセミドはクラスI，レベルBで推奨され，多くの大規模臨床研究ではループ利尿薬が基礎治療薬として併用されている．

ループ利尿薬は即効性があり，急性期において早期より十分な量を投与することが推奨される．アメリカの心不全患者のレジストリー登録コホートで，急性心不全により入院した患者では，救急から静注ループ利尿薬を使用した群と入院後に静注ループ利尿薬を使用した群とでは，前者で入院期間が短く[4]，来院からループ静注利尿薬を開始するまでの時間が長くなるほど入院中死亡が増加していた[5]．急性心不全治療では，ループ利尿薬による急激かつ過度の利尿により低血圧や低カリウム血症をきたすため，尿量に応じて投与量を適切に調整し，腎機能や電解質をモニタリングする．低カリウム血症が懸念されればカリウムの補充を検討する．

急性期においてはフロセミド静注により治療する場合が多いが，1回静注投与で満足な効果が得られない場合には，フロセミドの持続静脈投与（クラスIIa，レベルB）により，反応性のナトリウム貯留を抑え，良好な利尿効果が期待できる．フロセミドによる利尿効果が不十分な症例では，他の作用機序を有するサイアザイド系利尿薬や，スピロノラクトンの併用が有効な場合がある（クラスIIb，レベルB）．併用療法により

利尿効果は高まるが，電解質異常やBUN上昇をきたす頻度が高いので注意する．カルペリチド，低用量ドパミンやトルバプタンとの併用については別項を参照いただきたい．

## ❸ 慢性心不全治療におけるナトリウム利尿薬

利尿薬は心不全において，うっ血による労作時呼吸困難や浮腫などの症状を軽減する有効な薬剤である．AHA/ACCによるStage C（症候性心不全）において，NYHA分類Ⅱ度で肺うっ血所見や全身の浮腫など，体液貯留による症状が明らかな場合には，ループ利尿薬，軽症例ではサイアザイド系利尿薬を用いる．ループ利尿薬で十分な利尿が得られない場合には，サイアザイド系利尿薬との併用を試みても良い．慢性心不全患者の治療においてループ利尿薬の使用は予後悪化因子となることが報告されている[6]．その機序として，利尿薬投与による血圧や循環血液量の低下に伴い，血漿中のレニンやノルエピネフリン，バゾプレッシンなどの心刺激体液因子が活性化することなどの影響が推察される．またループ利尿薬やサイアザイド系利尿薬は，低カリウム血症，低マグネシウム血症をきたしやすく，ジギタリス中毒や，重症心室性不整脈を誘発することがあるため，注意する．

NYHA分類Ⅲ度ではさらにカリウム保持性利尿薬（抗アルドステロン薬）であるスピロノラクトンやエプレレノンを追加する．NYHA分類Ⅲ度以上の左室収縮機能不全に基づく重症心不全患者を対象とした大規模試験（RALES）において，スピロノラクトン併用により，全死亡，心不全死亡，突然死がすべて減少することが示された[7]．同様にEPHESUS試験において，急性心筋梗塞後に左心機能不全および心不全を合併した患者において，エプレレノンの併用により，死亡と心血管イベント発生のリスクが抑制された[8]．このため日本循環器学会などによる慢性心不全治療ガイドラインにおいて，カリウム保持性利尿薬（抗アルドステロン薬）は，ループ利尿薬，ACE阻害薬がすでに投与されているNYHA分類Ⅲ度以上の重症患者に対する投与がClass Ⅰ，エビデンスレベルAで推奨されている[9]．

しかしカリウム保持性利尿薬（抗アルドステロン薬）では高カリウム血

症に注意が必要である．ACE阻害薬あるいはアンジオテンシンⅡ受容体遮断薬 angiotensin Ⅱ receptor blocker（ARB）とスピロノラクトンの併用により，高カリウム血症による死亡，入院などが増加するとの報告があり[10]，同ガイドラインでは，ACE阻害薬，ARBとカリウム保持性利尿薬（抗アルドステロン薬）の3剤併用は避けること，ベースラインの血清クレアチニン値1.6 mg/d$l$ 以上，血清カリウム5.0 mEq/$l$ 以上の場合は使用を控えること，初期用量はスピロノラクトンで12.5 mg/day，エプレレノンで25 mg/dayとすること，カリウム製剤や非ステロイド系消炎鎮痛薬との併用を避けること，そして開始後3日目，1週間後，以後3ヵ月後までは毎月血清カリウムとクレアチニン値をモニタリングすることなどが注意点として記載されている[9]．

### 4 長時間作用型と短時間作用型ループ利尿薬

　ループ利尿薬は優れた利尿効果を示すが，腎臓緻密斑でレニン分泌を刺激し，体液量非依存性にレニン・アンジオテンシン renin-angiotensin（RA）系を亢進する．さらに循環血漿量の変化により，交感神経系の活性化が起こる．アゾセミドなどの長時間作用型ループ利尿薬は，短時間作用型のフロセミドに比べ，RA系，交感神経系への影響が少ない．NYHA分類Ⅱ/Ⅲ度の日本人慢性心不全患者を対象としたJ-MELODIC試験により，アゾセミド群ではフロセミド群に比して，心血管死または心不全による予期せぬ入院が有意に減少した[11]．長時間作用型ループ利尿薬は，急性心不全から慢性期管理に移行する時期の利尿薬として有用と考えられる．

　しかし長時間作用型ループ利尿薬であっても低カリウム血症のリスクがある．トラセミドは長時間作用型のループ利尿薬であるとともに，抗アルドステロン作用を有し，低カリウム血症のリスクが少ない．フロセミド群に比べ，心血管死や心不全による再入院が少ないことが報告されている[12]．トラセミドは，スピロノラクトンやエプレレノンに比べ高カリウム血症のリスクは少ないものの，特に腎機能障害がある場合には注意が必要である．

### 5 CKD患者における心不全治療の注意点

　CKD患者は体液量調整の許容範囲が狭く，脱水になれば腎機能が低

下し，溢水になると心不全が増悪する．このためCKD患者の心不全治療にあたっては，血圧，脈拍，尿量などの身体所見を注意深くモニタリングし，脱水を避けることが重要である．心臓超音波検査，また必要があればSwan-Ganzカテーテルによる観血的圧モニターも考慮する．尿検査における尿浸透圧＞500 mOsm/kg/$H_2O$，尿ナトリウム濃度＜20 mEq/$l$，fractional excretion of Na（$FE_{Na}$）＜1％，fractional excretion of urea nitrogen（$FE_{UN}$）＜35％は腎前性急性腎障害の診断に有用である．特に$FE_{UN}$は利尿薬を使用した状態においても有用とされる．

正常腎機能では静注フロセミドの効果は10 mgでみられ，最大効果は40 mgでみられる．フロセミドのバイオアベイラビリティは50％以下であり，内服での使用では，一般に静注の倍量が必要とされる．

腎機能障害例では，目的とする利尿効果を得るためにはより高用量が必要となる．フロセミドは中等度の腎障害であれば80 mg，重度の腎障害では200 mgが最大量となる．これは，腎不全時には腎血流の低下のためそもそも腎に到達する薬剤の量が少ない，尿細管の機能障害のため近位尿細管から分泌される薬剤量が少なくなる，腎障害そのものによってひき起こされたRA系の活性化によって利尿薬の効果が減弱される，などの理由による．また低血圧，低ナトリウム血症，低アルブミン血症，アシドーシスを合併する患者ではループ利尿薬の反応が不良になる．

CKD患者は腎機能の低下と代謝性アシドーシスにより血清カリウムが上昇し，ACE阻害薬やARBが処方される場合が多く，高カリウム血症をきたしやすい．このためカリウム保持性利尿薬（抗アルドステロン薬）処方時には，特に高カリウム血症に注意が必要である．エプレレノンはスピロノラクトンと比べ高カリウム血症のリスクが高いわけではないが，微量アルブミン尿や蛋白尿を伴う糖尿病患者や中等度以上の腎機能障害では禁忌とされ，CKD患者では処方できない場合が多い．

## 6 わたしの考え

急性心不全の治療では，まず救命するために，静注ループ利尿薬を初期から十分量投与して，体液量の管理をはかる．腎障害患者では体液量管理の許容範囲が狭いため，脱水を避けるために身体所見を注意深くモ

ニタリングし，必要に応じて心臓超音波や観血的モニター，FE$_{UN}$などの尿検査を活用し，ナトリウム利尿薬の投与量を調整する．慢性心不全では生命予後改善をはかるため，食塩摂取制限などの十分な生活・食事指導を行い，高K血症などの電解質異常に注意しつつ，抗アルドステロン薬，サイアザイド系利尿薬，長時間作用型のループ利尿薬を病態に応じ，単独あるいは組み合わせて治療する．いずれの治療においても体液量の評価，腎機能や電解質などのモニタリングが重要である．

## おわりに

心不全治療においてナトリウム利尿薬は基本薬であるが，特にCKD患者では脱水を避け，腎障害を起こさないように注意することが重要である．細胞外液量が適切かどうかの判断は困難な場合も多く，特に浮腫や胸腹水が貯留していても有効な臓器血流が保たれていない症例もしばしば経験する．心不全治療においては，各利尿薬の特性を理解するとともに，身体所見，血液・尿検査，心臓超音波や画像所見などから病態を総合的に判断し，診療経過に基づき利尿薬などの治療を適切に見直すことが重要である．

## 文献

1) Ronco, C et al：J Am Coll Cardiol 2008；52：1527-1539
2) 佐藤直樹編：徹底ガイド 心不全Q＆A－プレホスピタルから慢性期まで－．第2版，総合医学社，東京，2013
3) 循環器病ガイドシリーズ．急性心不全治療ガイドライン（2011年改訂版）http://www.j-circ.or.jp/guideline/pdf/JCS2011_izumi_h.pdf（2015年12月閲覧）
4) Peacock, WF 4th et al：Cardiology 2007；107：44-51
5) Maisel, AS et al：J Am Coll Cardiol 2008；52：534-540
6) Ahmed, A et al：Eur Heart J 2006；27：1431-1439
7) Pitt, B et al：N Engl J Med 1999；341：709-717
8) Pitt, B et al：N Engl J Med 2003；348：1309-1321
9) 循環器病ガイドシリーズ．慢性心不全治療ガイドライン（2010年改訂版）http://www.j-circ.or.jp/guideline/pdf/JCS2010_matsuzaki_h.pdf（2015年12月閲覧）
10) Juurlink, DN et al：N Engl J Med 2004；351：543-551
11) Masuyama, T et al：Circ J 2012；76：833-842
12) Cosin, J et al：Eur J Heart Fail 2002；4：507-513

（永田高信・安田宜成）

# Ⅵ 心腎連関を意識した心不全治療ツールの活用－どう腎臓を意識するか－

## 2 カルペリチド

**POINT**
1. ナトリウム利尿ペプチドは腎臓に作用し速やかな利尿効果を有する.
2. ナトリウム利尿ペプチドは血圧非依存的な臓器保護効果を有する.
3. 臨床的な腎保護作用に関してはいまだに議論が続いている.

### はじめに

　心房性ナトリウム利尿ペプチドatrial natriuretic peptide(ANP), 脳性ナトリウム利尿ペプチドbrain natriuretic peptide(BNP)は血管拡張作用と利尿作用を有する生理活性ペプチドである. ANPは心房で, BNPは心室で合成分泌される. カルペリチド(ハンプ®)は, ANPを遺伝子組換法で製造した製剤である. ANP, BNPの受容体としてグアニル酸シクラーゼドメインguanylate cyclase domain(GC)を有する受容体のグアニル酸シクラーゼA(GC-A), GCを持たないクリアランス受容体が存在している.

### 1 機序－腎臓への薬理作用－

　ANP, BNPは腎臓や心臓, 血管の内皮や平滑筋に存在するGC-Aを介して, 細胞内環状グアノシン一リン酸cyclic guanosine monophosphate(cGMP)濃度を上昇させることで作用を発揮する. 腎臓における主な作用は, 糸球体濾過量増加作用と利尿作用である(図1)[1]. 他に多彩な薬理作用を有しているが, これらの働きはレニン・アンジオテンシン・アルドステロン系renin-angiotensin-aldosterone system(RAAS)に機能的に拮抗していることは注目に値する(図2)[2]. 我々はこれまで, 腎亜全摘モデル, 抗糸球体基底膜腎炎モデル, 腎間質線維化モデルいずれに関しても, 血中のBNP濃度が高いBNPトランスジェニックマウスBNP-transgenic mouse(BNP-Tg)において改善がみられることを報告

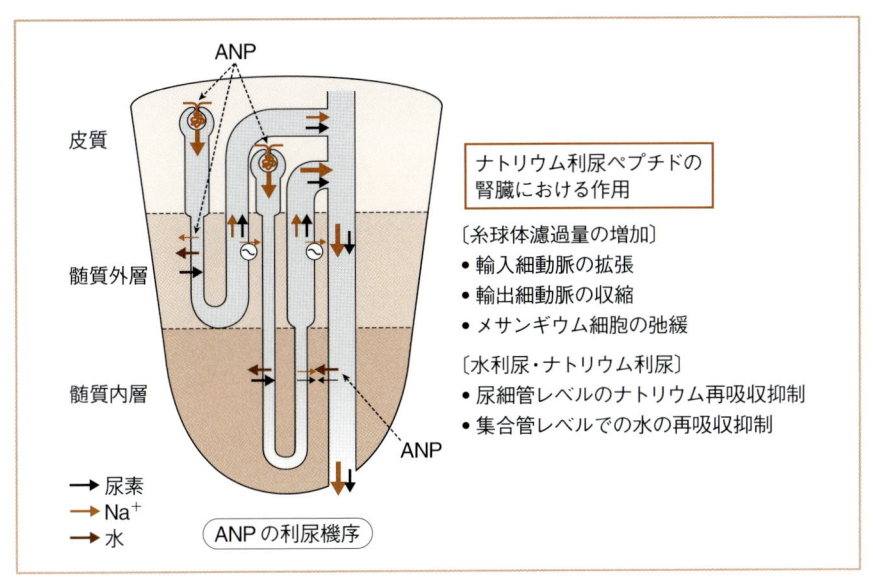

**図1** 心房性ナトリウム利尿ペプチド（ANP）の利尿機序と腎臓における作用

してきた[1]．野生型マウスをBNP-Tgと同等レベルにまで血圧を低下させてもこれらの改善はみられなかったことから，この腎保護作用は血圧非依存的であることが証明された．

## 2 エビデンス

### a. 利尿・除水（うっ血軽減）効果

ヒトANP製剤であるカルペリチドの臨床応用は1987年に斎藤らによって行われた[3]．NYHA Ⅲ，Ⅳの重症心不全群に対してカルペリチドを0.1 $\mu$g/kg/minの速度で持続静注投与を行うと，投与15分後より軽度の血圧低下と尿量増加を認め，前負荷と後負荷の軽減効果を認めた．一方，米国で臨床応用されているヒトBNP製剤であるネシリチドを非代償性うっ血性心不全に対して0.015 $\mu$g/kg/minの速度で持続投与を行うと，6時間後の肺動脈楔入圧の低下と尿量の増加，呼吸不全の改善がみられることが報告された[4]．また，我々はカルペリチドを投与されたうっ血性心不全症例を後ろ向きに検討し，血清Cr値が2.0 mg/dl

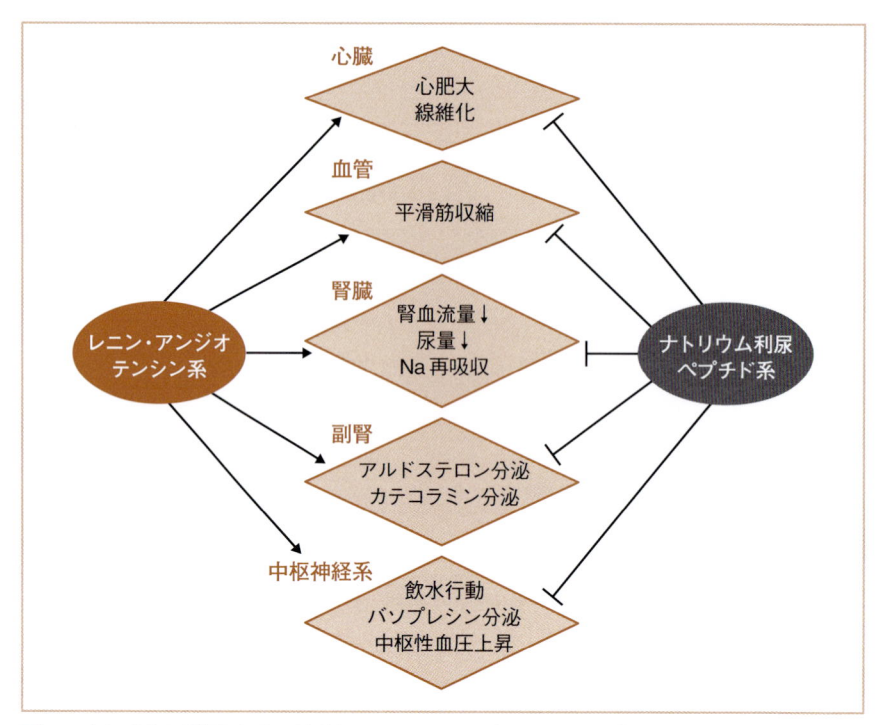

**図2 ナトリウム利尿ペプチド系とレニン・アンジオテンシン系の拮抗関係**
ナトリウム利尿ペプチド系とレニン・アンジオテンシン系はそれぞれ主要な降圧，昇圧系であるが，血圧調節作用のみならず中枢神経，心臓，副腎，腎臓などにおいて拮抗作用を有しており，また，生体内局所についてもナトリウム利尿ペプチド系はレニン・アンジオテンシン系に対して相互調節を行っていると考えられている．

以下の比較的腎機能の保たれた患者において利尿効果と透析回避率の向上が，特に強く認められることを明らかにした[1]．

### b．腎保護効果

ナトリウム利尿ペプチドの持つ腎保護効果を示す研究結果は複数報告されている．急性尿細管壊死による急性腎障害 acute kidney injury（AKI）に対してヒトANP製剤であるアナリチドを0.2 μg/kg/minの速度で24時間投与した無作為化比較試験 randomized controlled trial（RCT）では，乏尿患者群で発症3週間以内の透析回避率が有意に高いこ

とが示された[5]．冠動脈インターベンションが施行された腎不全患者（血清Cr値≒1.5 mg/d$l$）に対して，インターベンション開始4～6時間前から終了後48時間までカルペリチドを0.042 $\mu$g/kg/minの速度で投与したRCTでは，カルペリチドが術直後から1ヵ月後の血清Cr値上昇を有意に抑制した[6]．さらに腎不全患者（血清Cr値≒1.2 mg/d$l$）において，冠動脈バイパス術開始後よりカルペリチドを0.01 $\mu$g/kg/minの速度で12時間投与したRCT（NU-HIT）では，術直後から1年後の血清Cr値がカルペリチド群でいずれも有意に低く，透析実施や心血管イベント出現も有意に抑制されていた[7]．

一方で，ネシリチドに関しては複数の大規模RCTが行われており，標準的治療と比較しネシリチドは投与早期の呼吸不全を改善させる効果を有するものの，腎機能や死亡率，再入院率は改善しないとする結果が報告なされている[8]．すなわち，ナトリウム利尿ペプチド製剤の投与が普遍的に腎保護的作用を有するかどうかについては，最終結論が出ていないことは認識すべきである．

### c. 腎障害例での心不全予後改善効果

ナトリウム利尿ペプチドは全身作用に加えて，局所ホルモンとして血圧非依存的な心肥大抑制作用や抗線維化作用などを示すことが動物実験で確認されているが，カルペリチドの心不全予後改善効果を検討したRCTは少ない．前述したNU-HIT研究では，心臓手術施行1年後までの心血管イベントが有意に抑制されており[7]，主にRAAS抑制を介した左室リモデリングの抑制が想定された．一方，ネシリチドに関しては，急性心不全に使用30日後においての心不全再発率や死亡率に関して，プラセボ群と有意差を認められておらず[8]，腎保護作用と同様に結論が出ていない．

## ❸ わたしの考え

### a. 腎への影響を念頭に置いたカルペリチドの立ち位置

カルペリチドの主作用は血管拡張作用や利尿作用であるが，これらにより得られる短期的効果以外に，RAAS拮抗効果，酸化ストレスや免疫反応の抑制効果，腎糸球体の肥大抑制効果を有しており，長期予後の

改善が期待できる．一方，海外におけるネシリチドに関する複数のRCTの結果は既存治療を超える有用性を示せず，主に本邦から報告されたカルペリチドによる結果との間に乖離が存在する．ANPは血中半減期がBNPより短く[9]，臨床的状況に応じた細かな用量調節が可能であるので，血圧低下などの副作用を予防しやすいことがカルペリチドの有用性を説明する一つの理由になるのではないかと考えられる．少なくとも，腎障害をきたすとする報告が少ない安全な薬剤である．

### b. カルペリチドの使用法

カルペリチドの良い適応は「体液量過剰で血圧が保たれている」急性うっ血性心不全である．容量負荷が大きな状況では血圧低下が起こりにくいため，速やかな症状改善を要するような場合は，0.02～0.04 μg/kg/min程度の中等度の初期投与量を設定しても安全と思われる．しかし我々は血圧低下や腎機能障害予防のため，0.005 μg/kg/min程度の低用量から開始し（ハンプ® 500 μg/dayに相当），血圧や体液量をモニタリングしながら利尿が得られ症状が改善するまで漸増するように使用しており，速やかな症状改善が得られ安全であることを経験している．循環血液量が正常以下の状況では血圧低下が起こりやすいので，特に慎重に投与すべきである．長期予後を改善させる効果を期待する場合は，血圧に影響がない用量で1週間から1ヵ月程度の持続投与を検討することもあるが，保険適応外の経験的治療であることをよく理解すべきである．

● 文献
1) 笠原正登ほか：Ther Res 2004；25：305-313
2) 中尾一和：最新医学 1991；46：10-15
3) Saito, Y et al：Circulation 1987；76：115-124
4) Colucci, WS et al：N Engl J Med 2000；343：246-253
5) Allgren, RL et al：N Engl J Med 1997；336：828-834
6) Morikawa, S et al：J Am Coll Cardiol 2009；53：1040-1046
7) Sezai, A et al：J Am Coll Cardiol 2011；58：897-903
8) O'Connor, CM et al：N Engl J Med 2011；365：32-43
9) Kimura, K et al：Eur J Clin Pharmacol 2007；63：699-702

（森　慶太・笠原正登）

## VI 心腎連関を意識した心不全治療ツールの活用 — どう腎臓を意識するか —

# 3 ドパミン

**POINT**
1. ドパミンは用量によりさまざまな受容体を活性化し利尿・昇圧作用を示す.
2. 大規模臨床試験でドパミンの腎保護効果は証明されていない.
3. renal doseで開始後, 症状・尿量・血行動態を注視する.

## 1 ドパミンの作用機序

ドパミンは50年ほど前から心不全治療に用いられている内因性カテコラミンの一種で日本では急性心不全で入院した症例の約10％へ使用されている[1]. ドパミン受容体や$\beta_1$・$\alpha_1$受容体を活性化するが, 使用量によって刺激する受容体が異なるため, さまざまな薬理作用を発揮する(図1). いわゆる"renal dose"とよばれる低用量ドパミン($2~\mu g/kg/min$以下)は$\beta_1$・$\alpha_1$受容体を刺激しない[2]. renal doseでは血管のドパミン受容体刺激から血管拡張に作用し, 腎臓においては腎血管の拡張・また尿細管におけるNaの再吸収を阻害することにより利尿作用を発揮する. $\beta_1$・$\alpha_1$受容体を刺激する高用量で使用すると心拍出量増加・血圧上昇に働く.

## 2 急性心不全におけるドパミンのエビデンス

### a. 利尿・腎保護効果

ドパミンは腎血流量を増加させることから利尿効果が得られるとの研究報告がいくつかあり, 実臨床の現場でも尿量の増加を実感する場面がある. これまでの研究は比較的小規模な試験であったが, 近年, ドパミンの利尿作用について, 腎障害(eGFR $15 \sim 60~\text{m}l/\text{min}/1.73~\text{m}^2$)を伴った急性心不全症例を対象とした多施設共同試験のデータが発表された(n=241). フロセミドに低用量ドパミン($2~\mu g/kg/min$)を追加しても,

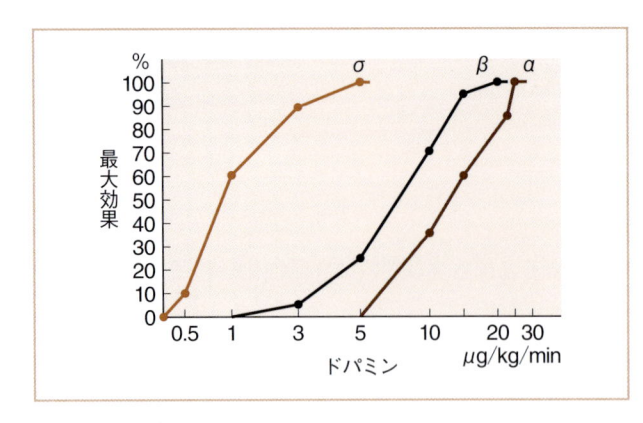

**図1 ヒトにおけるドパミンの投与量と受容体刺激の関係**
δ：ドパミン受容体，β：ベータ受容体，α：アルファ受容体
（文献2）より引用改変）

プラセボ群と比較して72時間累積尿量と血清シスタチンC値に変化がみられず，ドパミンにはうっ血除去の強化および腎機能改善の有意な効果は示されなかったと結論づけられている[3]．

### b. 長期予後

急性心不全症例では入院後に腎機能の悪化をきたすと，入院日数延長やその後の死亡率増加につながると言われているが，ドパミン使用例での長期予後に関する研究も行われている．高用量フロセミド（20 mg/hr）持続静注群・低用量フロセミド（5 mg/hr）＋ドパミン（5 μg/kg/min）持続静注群・低用量フロセミド（5 mg/hr）持続静注群の3群を比較しているが（n＝161），ドパミン追加による尿量増加や入院中の腎機能悪化抑制効果はみられなかった．そして60日後，1年後の心血管死と心不全再入院率は3群間に有意差は認められていない[4]．

このように近年の大規模な臨床試験によるとドパミンは急性心不全症例において，うっ血・腎機能・長期予後改善に関しては無効であるとの見解が見受けられる．

## 3 腎臓への影響を念頭においたドパミンの使い方

### a. 低用量ドパミンはdouble productを増加させない

カテコラミンはdouble productを増やすため心不全の予後に悪影響

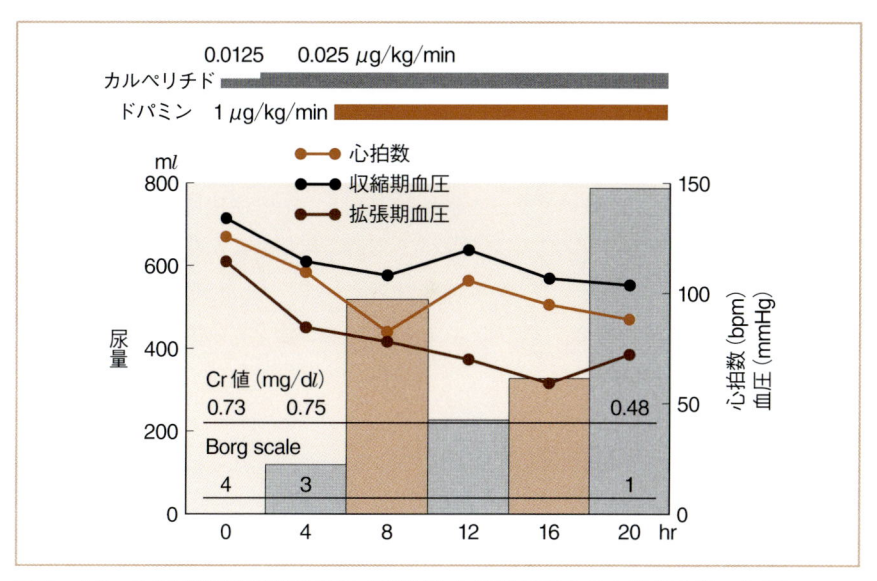

**図2 カルペリチドに低用量ドパミンを追加した急性心不全の1例（81歳，女性）**
カルペリチド 0.025 μg/kg/min まで増量するも十分な尿量が得られず，ドパミン 1 μg/kg/min 追加したところ単位時間当たりの尿量が4倍へ増加．症状（Borg scale）改善に伴い，心拍数・血圧も徐々に低下した．Cr値にも改善がみられた．

があるとされるが，ドパミンは"renal dose"を使用することによって，$\beta \cdot \alpha$ 受容体を刺激せず血行動態への影響が抑えられ，利尿作用を有することから心不全治療に理想的とも考えられていた．しかしながら前述したように，近年の研究では急性心不全症例でフロセミドにドパミンを追加しても尿量増加・腎保護効果は認められていない．

### b. カルペリチドと低用量ドパミンの併用療法

その一方で日本においてカルペリチドは急性心不全症例の6割弱へ使用されているが[1]，カルペリチドのみでは十分な利尿が得られず，症状が改善しない症例も存在する．カルペリチドのNa水利尿効果はドパミン受容体を介するといわれ，また腎尿細管レベルにおいてはドパミンとカルペリチドはともにNa-K-ATPaseを抑制することによってNaの再吸収阻害・利尿効果を発揮する．

そこで我々は，カルペリチドのみで利尿効果が不十分であった急性心不全症例にrenal doseのドパミンまたは低用量フロセミドを追加し，比較検討を行った．単位時間当たりの尿量は両群とも約3倍へ増加し，さらにドパミン群ではフロセミド群と比較してCr値の上昇が抑えられた[5]．このことからカルペリチドと低用量ドパミンの併用療法は腎障害を抑制し，利尿作用に関して相乗効果がみられる可能性が示唆された．実際にカルペリチド単独では十分な尿量が得られず，renal doseのドパミンを追加後，尿量が顕著に増加した症例の経過を図2に示す．この症例ではCr値も改善していた．

### c. 腎障害を有する症例に対して

血行動態が不安定な症例では強心薬を必要とする場面もあるが，ホスホジエステラーゼⅢ阻害薬のように腎機能障害例での減量・中止を検討しなくてもよいため，ドパミンは使いやすい薬剤とも考えられる．renal doseでは副作用の出現をほとんど経験しないが，投与量の増加に伴い頻脈・不整脈の出現には注意が必要である．

●文献
1) Sato, N et al : Circ J 2013 ; 77 : 944-951
2) D'Orio, V et al : Arch Int Physiol Biochim 1984 ; 92 : S11-S20
3) Chen, HH et al : JAMA 2013 ; 310 : 2533-2543
4) Triposkiadis, FK et al : Int J Cardiol 2014 ; 172 : 115-121
5) Kamiya, M et al : J Cardiovasc Pharmacol 2015 ; 65 : 282-288

〈神谷仁孝〉

## VI 心腎連関を意識した心不全治療ツールの活用−どう腎臓を意識するか−

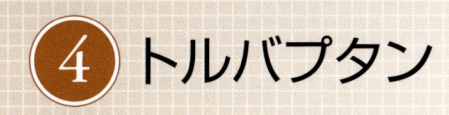

# 4 トルバプタン

**POINT**
1. トルバプタンは，腎臓集合管のバソプレシンタイプ2受容体をブロックすることで水の再吸収を抑制する新しいタイプの利尿薬である．
2. 短期効果としては低ナトリウム血症の改善，併用利尿薬の減量と腎うっ血解除による腎機能改善，うっ血症状の改善が数日以内に見込める．
3. トルバプタンの反応性は腎集合管の残存機能に規定されている．起床第一尿が十分に濃縮されている（尿浸透圧 350 mOsm/$l$ 以上）症例は「レスポンダー」と予測される．
4. 長期投与に関しては，明確なエビデンスは存在しないものの実臨床の場ではしばしば行われている．「レスポンダー」がこの有効群かもしれない．

## 1 機序−腎臓への薬理作用−

　　バソプレシンタイプ2受容体拮抗薬として現在唯一臨床使用が可能な新しい機序の利尿薬である．薬理作用を概説する（**図1**）．
　　腎臓の集合管で水の再吸収が行われている．一般的に血清浸透圧が上昇した場合，または循環血漿量が低下した場合，バソプレシンが分泌されて集合管の受容体を刺激し，アクアポリン2が誘導されることで水の再吸収が促進して，血液を希釈する．心不全では有効な循環血漿量が低下していて不必要にバソプレシン分泌が促進されるため，水の再吸収が亢進している．このため必要以上に体に水分が貯留することになり，うっ血が助長される[1]．トルバプタンはバソプレシン受容体に拮抗的に結合することで水の再吸収をブロックして，強力な水利尿作用を得ることができる．

## 2 エビデンス

　　うっ血性心不全の治療はあくまでも貯留したナトリウムと水分を排泄

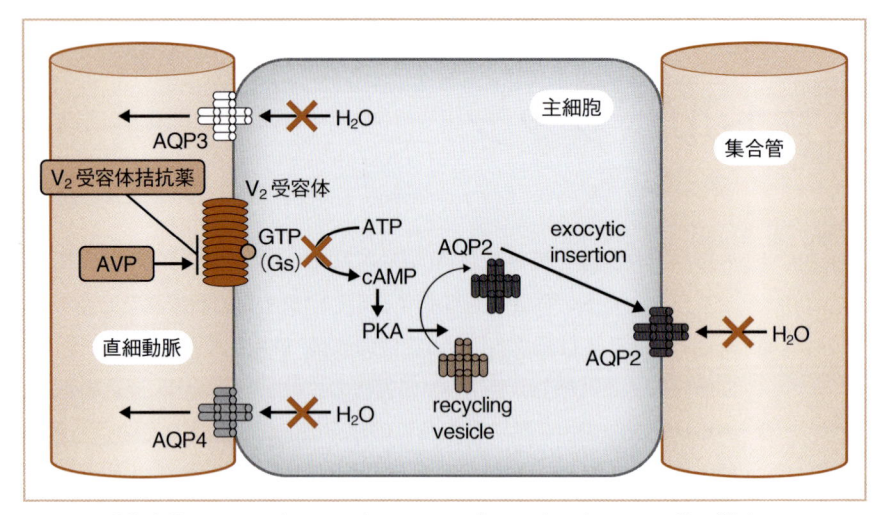

**図1 腎臓集合管における水の再吸収のメカニズムとバソプレシンの作用機序**
AVP：arginine vasopressin，AQP：aquaporin

させることにあるため，原則としてナトリウム利尿薬であるフロセミドなどと併用する．発売直後はその強力な利尿効果が過大広告され，大量利尿によるショックや濃縮性の高ナトリウム血症が懸念されたものの，入院中に3.75 mgまたは7.5 mgから開始して，適切な体液評価の下で管理すれば安全に使用できることがわかってきた．

　本薬剤の使用方法は，治療的意味合いの強い短期投与と予防的意味合いの強い長期投与に分けられる．短期投与は主にうっ血の解除のために数日間行われ，退院前に投与を中止する．利尿薬抵抗性の症例や右心不全，循環動態が不安定な症例や胸腹水を伴う症例で特に有効である．水の再吸収をブロックするため，本薬剤が有効であれば投与して数時間で希釈された透明な尿が観察される．血液が濃縮されるために低ナトリウム血症が改善し，BNPなどの心不全マーカーの改善とともにうっ血症状が改善する．効果が不十分と判断すれば15 mgまで増量して良い．通常，併用していた利尿薬を減量できることが多く，腎うっ血の改善と相まって腎機能が改善する症例が多い[2]．典型例を**図2**に示す．

　長期投与に関しては今のところエビデンスは存在しない．唯一のラン

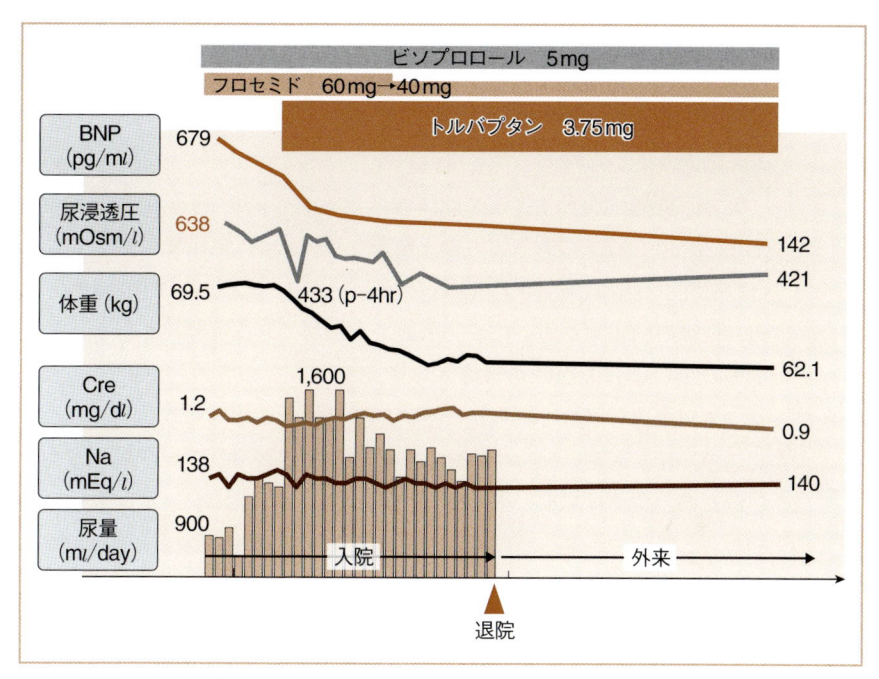

図2 典型的なトルバプタンの使用例

ダム化長期試験である EVEREST 試験では，本薬剤の長期投与による予後改善効果を示すことができなかった[3]．しかしながら，実際の臨床現場では退院後も本薬剤が継続されることも多く，長期投与が必要な患者が一定数存在することは間違いないようである．

### 3 わたしの考え

本薬剤には著効する患者と無効な患者とが存在する．短期投与目的であれば本薬剤を投与して反応性を確認しても良いが，病態が一刻を争う重症例であったり，利尿効果を狙うというよりは長期効果を狙ったりしているケースでは，明確な「レスポンダー」を事前に同定しておく必要がある．

本薬剤の有効性は，結局のところその作用部位である腎集合管の残存機能に規定されている[4]．これは起床第一尿が十分に濃縮されているこ

との証明，つまり尿浸透圧が血清浸透圧よりも高いことで確認される（350 mOsm/$l$ 以上）[5]．または水再吸収チャネルであるアクアポリン2の尿中排泄量を定量しても良い[6]．尿浸透圧は尿比重や，尿中ナトリウム・窒素濃度から推定しても良い[7]．

集合管機能は加齢や推定糸球体濾過量 estimated glomerular filtration rate（eGFR）の低下に大きく影響を受けるが，eGFRが低くても集合管機能は比較的温存されているケースも多い．つまり，腎機能低下があり従来の利尿薬が使いにくい局面でも使用できる可能性がある．本薬剤の投与によって血液透析導入を回避したりその導入時期を遅らせたり，または透析回数を減らすことに成功したとの報告も散見される．

この方法で同定した「レスポンダー」こそが，長期投与が有効な群かもしれない．我々は以前，後ろ向きではあるが本薬剤をレスポンダーに長期投与した時の予後改善効果を証明している[6]．長期予後改善のメカニズムは判明していないが，低ナトリウム血症の改善，利尿薬減量や腎機能改善の影響，うっ血解除による神経体液性因子の是正などが関与していると考えられる．

● 文献
1) Imamura, T et al：Circ J 2014；78：2259-2267
2) Imamura, T et al：Int Heart J 2013；54：377-381
3) Konstam, MA et al：JAMA 2007；297：1319-1331
4) Kinugawa, K et al：Clin Pharmacol Ther 2013；94：449-451
5) Imamura, T et al：Circ J 2013；77：397-404
6) Imamura, T et al：Circ J 2014；78：2240-2249
7) Imamura, T et al：Circ J 2013；77：1208-1213

（今村輝彦）

# VI 心腎連関を意識した心不全治療ツールの活用－どう腎臓を意識するか－

## 5 透析・限外濾過

**POINT**
1. 血液浄化療法はうっ血の改善に有用である.
2. 長期予後に対する効果は確立されていない.
3. 導入のタイミングを適切に決定することが重要である.
4. 循環動態の評価とモニタリングが不可欠である.

### 1 血液浄化療法の種類と適応

　血液浄化療法 blood purification therapy は，透析，濾過，吸着などの原理を用いて，血液の量的・質的異常を是正する治療法である．**表1**にわが国で用いられている血液浄化療法を，① 持続的血液浄化療法，② 間歇的血液浄化療法，③ 体外循環を使用しない方法，に分けて示す．従来，間歇的血液浄化療法である血液透析 hemodialysis（HD）や腹膜透析 peritoneal dialysis（PD）が慢性腎不全に対して用いられてきたが，近年，持続的血液濾過透析 continuous hemodiafiltration（CHDF）をはじめとする持続的血液浄化療法が急性腎不全や急性肝不全，重症急性膵炎などさまざまな急性疾患や重症病態に広く用いられるようになった．

#### 心不全に有効な血液浄化療法は？

　一方，急性心不全や慢性心不全の急性増悪では，肺うっ血や過剰な体液の貯留に対する除水治療が行われるが，腎機能が低下し，利尿が得られない患者では，血液浄化療法が必要となる．急性心不全における血液浄化療法の主な目的として，① 肺水腫の治療，② アシドーシスの改善，③ 電解質異常の補正，④ 輸液スペースの確保，⑤ 体液性の介在物質（humoral mediator）の除去，などがあげられる．しかしながら，急性心不全治療ガイドラインによれば，複数の多施設無作為介入臨床試験で実証された，適応基準クラス分類がクラスⅠに相当する血液浄化療法は

**表1 血液浄化療法の種類と心不全への適応**

1. 持続的血液浄化療法
   持続的血液透析 (CHD)
   持続的血液濾過 (CHF) ............ クラスⅡa
   持続的血液濾過透析 (CHDF) ........ クラスⅡb
2. 間歇的血液浄化療法
   血液透析 (HD) .................... クラスⅡb
   血液濾過 (HF)
   体外限外濾過法 (ECUM) .......... クラスⅡa
   血漿交換 (PE)
   二重濾過血漿交換 (DFPP)
   血液吸着（活性炭カラム，エンドトキシン吸着カラムなど）
3. 体外循環を使用しない方法
   腹膜透析 (PD) .................... クラスⅡb
   持続腹膜透析 (CAPD)

クラスⅠ：手技，治療が有効，有用であるというエビデンスがあるか，あるいは見解が広く一致している．
クラスⅡ：手技，治療が有効性，有用性に関するエビデンスあるいは見解が一致していない．
　Ⅱa：エビデンス，見解から有用，有効である可能性が高い．
　Ⅱb：エビデンス，見解から有用性，有効性がそれほど確立されていない．
クラスⅢ：手技，治療が有効，有用でなく，時に有害であるとのエビデンスがあるか，あるいは見解が広く一致している．

いまだ確立されていない[1]（表1）．

　急性心不全では，病歴や身体所見に加えて胸部X線や心エコーなどの検査所見により重症度の評価や病態の診断を行い，治療方針を決定する．心不全では過剰な体液の貯留により，肺うっ血・肺水腫，うっ血肝，末梢浮腫をしばしば合併する．肺水腫は重篤な呼吸不全の原因になり（いわゆる心臓喘息），迅速な対応が求められる．肺うっ血や体液過剰に対して血管拡張薬や利尿薬が初期治療として用いられるが，心血管疾患に合併しやすい腎障害のため，薬物療法で体液管理が困難な場合も少なくない．治療抵抗性で難治例では時間尿量や呼吸状態を評価しながら，血液浄化療法導入のタイミングを決定する．実施する血液浄化療法としては，患者の循環動態が安定していれば，短時間で大量の除水を行う体外限外濾過法extracorporeal ultrafiltration method (ECUM)が選択肢

**図1 体外限外濾過法（ECUM）の回路**

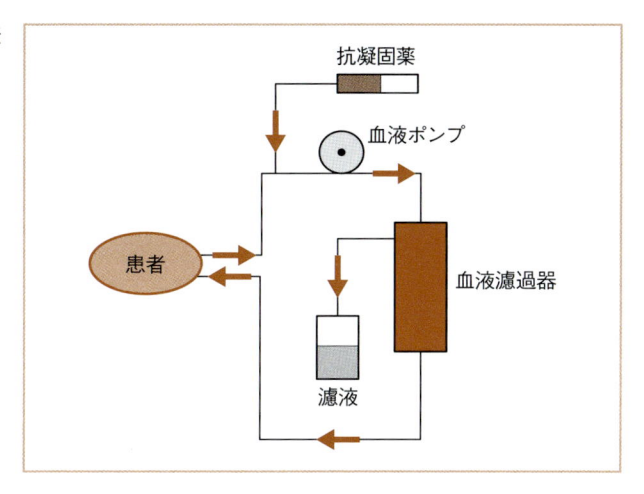

としてあげられる．限外濾過とは半透膜に圧をかけることにより，水とともに小さい分子の溶質を除去する方法である．ECUMではダイアライザーに透析液を流さず，また補充液（置換液）の投与も行わず，限外濾過の原理を利用して身体の過剰な水分を除去することができる．図1にECUMの一般的な回路を示す．一方，血圧低下や頻脈など循環動態が不安定な場合は，持続的に緩徐な除水を行う，持続的血液濾過continuous hemofiltration（CHF）やCHDFが推奨される．血液浄化療法を用いた体液管理によって，前負荷の軽減，うっ血の改善と輸液スペースの確保が可能となる．

## 2 エビデンス

血液浄化療法は難治性心不全に対する非薬物療法として期待されているが，血液浄化療法が急性心不全患者の長期予後を改善するかどうかはまだ確立されていない．

### a. 無作為化比較試験の結果

Bartらによる無作為化比較試験は，急性非代償性心不全の患者を対象として，薬物療法群と限外濾過療法群の2群で治療開始96時間後の

血清クレアチニン値および体重の変化率を最終評価項目として実施された[2]．結果は体重減少については2群間で有意差を認めず，血清クレアチニン値は薬物療法群では低下したが，限外濾過療法群では逆に上昇した．血清クレアチニン値が上昇した原因は明らかではないが，限外濾過による急速な除水による循環血液量の減少などが考えられている．さらに死亡率や再入院率には2群間で有意差を認めなかったが，消化管出血や感染症などの重篤な合併症の頻度は限外濾過療法群で有意に多く認められた．本研究では薬物療法に比較して限外濾過療法の有用性を示すことはできなかったが，対象症例の選定など研究プロトコールの限界も指摘されている．

また，2013年1月までに報告された無作為化比較試験のメタ解析では，標準治療群に比較して限外濾過療法群で除水量および体重減少率が有意に大であったが，死亡率および再入院率には2群間で有意差を認めなかった[3]．難治性の急性非代償性心不全に対する血液浄化療法の適応や役割についてさらなる検討の必要性が指摘されている．

最近実施された無作為化比較試験では，体液過剰を伴ううっ血性心不全の患者を対象として，標準的な薬物療法群と限外濾過療法群の2群間で心不全による再入院率を最終評価項目として実施された[4]．結果は退院時の体重減少率は2群間で有意差を認めなかったが，心不全による再入院率は限外濾過療法群で有意に減少していた．1年後の死亡率には2群間で有意差を認めなかったが，退院6ヵ月後の時点では，標準治療群に比較して限外濾過療法群において，体重の増加，フロセミドの増量，血清クレアチニン値の上昇が抑制されており，全身状態の安定化が維持されていた．さらに，脳性ナトリウム利尿ペプチド brain natriuretic peptide(BNP)値は退院時と比較して，標準治療群では不変であったが，限外濾過療法群ではさらなる低下を認めた．本研究により体液過剰を伴う心不全患者に対する早期に実施する血液浄化療法は死亡率には影響しないが，心不全による再入院率を減少させる可能性が示唆された．

以上より薬物療法に反応しないうっ血性心不全の患者に対して血液浄化療法はうっ血の改善に有用と考えられるが，長期予後に及ぼす影響についてさらなる検討が必要と考えられる．

### b. 心不全のサイトカイン仮説とは？

重症心不全では血中のサイトカイン濃度が上昇しており，これらのサイトカインが心機能をさらに悪化させる可能性が報告されている[5]．CHDFでは吸着や濾過によって血中のサイトカイン除去が可能である．一般的に心不全におけるCHDFの適応は腎機能が低下している場合であるが，重症心不全においてサイトカイン除去を目的とした早期のCHDF導入が心不全患者の予後改善に有用な可能性がある．Libettaらは非代償性うっ血性心不全の患者に間歇的血液濾過透析を行い，血中の炎症性サイトカイン値の低下とともに，30日後も利尿薬による反応性が維持されていることを報告している[6]．今後のさらなる検討が期待される．

## ❸ わたしの考え

心不全では体液過剰によるうっ血の改善が治療戦略として重要であるが，通常の薬物療法に反応しない場合には，血液浄化療法の導入を考慮する．特に，心不全の患者では慢性腎臓病 chronic kidney disease（CKD）を合併して腎機能が低下している患者も少なくなく，そのような場合には腎機能のさらなる悪化を防止するために血液浄化療法のより早期の導入を考慮する．実施する血液浄化療法としてECUMは簡便な方法であるが，合併しやすい腎不全への対応として血液中の老廃物の除去や電解質異常の補正などの効果が期待できるとともに，循環動態への影響が少ないCHDFを選択する機会が増えている．CHDFでは体外循環量（60〜100 ml/min）が少なく緩徐に実施するため循環動態が不安定な重症患者や小児でも施行可能である．透析液や補充液の設定を調節することで，ECUMのように除水を主に管理を行うことも可能である．

### 安全で確実な血液浄化療法を行うために

患者の循環動態が不安定なために，血液浄化療法のための体外循環を維持できなくなることがある．重症心不全患者では，心エコーによる心機能の評価やSwan-Ganzカテーテルなどによる循環動態のモニターが

不可欠である．もし薬物療法のみで循環動態の安定化が困難であれば，補助循環（大動脈内バルーンパンピング intraaortic balloon pumping；IABP や経皮的心肺補助 percutaneous cardiopulmonary support；PCPS）の併用を考慮する必要がある．うっ血に対する除水量の設定も重要なポイントである．重篤な肺水腫で循環動態が安定している心不全患者では，ECUM のように単時間で大量の除水（500 ml/hr 程度）も可能であるが，心機能が低下し，循環動態が不安定な患者では，急速な除水はさらなる循環動態の悪化に繋がる可能性がある．このような場合には，時間をかけて緩徐な除水（100 ml/hr 程度）を行うべきである．心不全に伴う体循環のうっ血（中心静脈圧の上昇）は腎うっ血により腎機能に影響を与えることが知られている．そのため CHDF の導入により乏尿・無尿の状態から利尿が得られるようになることもよく経験する．血液浄化療法の導入のタイミングは予後にも影響する重要な因子と考えられる．

● 文献
1) 循環器病ガイドシリーズ．急性心不全治療ガイドライン（2011 年改訂版）http://www.j-circ.or.jp/guideline/pdf/JCS2011_izumi_h.pdf（2015 年 9 月閲覧）
2) Bart, BA et al：N Engl J Med 2012；367：2296-2304
3) Kwong, JSW et al：Int J Cardiol 2014；172：395-402
4) Marenzi, G et al：J Cardiac Fail 2014；20：9-17
5) Braunwald, E：N Engl J Med 2008；358：2148-2159
6) Libetta, C et al：Nephrol Dial Transplant 2007；22：2013-2019

（笠岡俊志）

# 索引

## 欧文索引

### A

acute kidney injury（AKI） 64, 79, 102, 123, 127
　──後の末期腎不全への進行 123
acute renal failure（ARF） 79
afterload mismatch 11
aldosterone-sensitive distal nephron（ASDN） 32
amiloride 33
angiotensin converting enzyme inhibitor 121, 146
angiotensin II receptor blocker 146
antidiuretic hormone 58
arginine vasopressin 69
arterial underfilling 7, 68
atherosclerosis 86
atrial natriuretic peptide（ANP） 111, 164
atrial-renal reflex 8

### B

brain natriuretic peptide（BNP） 85, 99, 102, 143, 164

### C

Ca感知受容体 31
cardiac failure 6
cardiac surgery-associated acute kidney injury（CSA-AKI） 81
cardiorenal syndrome（CRS） 73
　── type 1 64, 81
　── type 2 73
　── type 3 79, 81, 84
　── type 4 86
central venous pressure（CVP） 43, 142
central volume shift 7
chronic kidney disease（CKD） 118, 127, 132, 149, 181
　──診療ガイドライン 55
clinical congestion 2
continuous hemodiafiltration（CHDF） 177
contrast-induced acute kidney injury（CI-AKI） 81

### D

double product 170

### E

ENaC 33
　──阻害薬 33
EPHESUS試験 160
erythropoiesis stimulating agent（ESA） 54, 90
estimated glomerular filtration rate（eGFR） 176
euvolemia 8
extracorporeal ultrafiltration method（ECUM） 104, 109, 178

### F

Fanconi症候群 30
filtration fraction 72
fractional excretion of Na（FE$_{Na}$） 162

fractional excretion of urea nitrogen (FE$_{UN}$)　162

## G

glomerular filtration rate(GFR)　13, 43, 58, 72, 105, 111, 118, 142

## H

hemodynamic congestion　2
HMG-CoA還元酵素阻害薬　88

## I

inversion recovery(IR)　77

## J

J-MELODIC試験　161

## K

KDIGO(Kidney Disease：Improving Global Outcomes)　79
KIM-1　102

## L

LDT2　32
leaky上皮　30, 31
liver-type fatty acid-binding protein (L-FABP)　102

## M

Mönckeberg's medical calcific sclerosis　86
mTAL　114

## N

Na水利尿効果　171
Na利尿薬　104, 106
Na-Cl共輸送体　19, 157
NAG　102
Na-K-2Cl共輸送体　19, 157

Na-K-ATPase　19, 157, 171
neutrophil gelatinase-associated lipocalin (NGAL)　99, 101, 109
nitric oxide(NO)　112
nonsteroidal anti-inflammatory drugs (NSAIDs)　61
normotensive ischemic AKI　70
normovolemia　9
NT-proBNP　85

## P

Pendrin　33
prostaglandin(PG)　111

## R

RALES　160
renal blood flow(RBF)　72
renal congestion　76
renal dose　169
renal functional reserve(RFR)　112
renal venous congestion　71
renin-angiotensin(RA)　38, 48, 111, 166
　──系阻害薬　121, 142
renin-angiotensin-aldosterone system　13, 17, 21, 33, 69, 83, 164
　──阻害薬　146

## S

SGLT2阻害薬　30
Starlingの法則　4
stressed volume　3

## T

T型Caチャネル阻害薬　116
tight上皮　32
transferrin saturation　56
transforming growth factor-$\beta$(TGF-$\beta$)　146
tubulo-vascular crosstalk　114

## U

unstressed volume　3
urinary excretion of urinary liver-type
　fatty acid-binding protein(L-FABP)
　109
urinary interleukin-18(IL-18)　109
urinary kidney injury molecule-1(KIM-1)
　109

## V

vascular failure　6
vasomotor nephropathy　7
venous congestion　8
volume reduction　11

## W

worsening renal function(WRF)　43, 64,
　76, 95, 133, 149, 154

## 和文索引

### あ

$\alpha_1$受容体　169
アクアポリン2　17, 20, 173
アシドーシス　120
圧利尿　37, 112
アテローム硬化　86
アナリチド　166
アルギニンバソプレシン　69
アルドステロン感受性遠位ネフロン（ASDN）　32
アンジオテンシノーゲン　49
アンジオテンシンⅡ　30, 38, 83
アンジオテンシンⅡ受容体拮抗薬　146
アンジオテンシン変換酵素阻害薬　121, 146

### い

一酸化窒素　112

### う

うっ血　2
うっ血性心不全　165, 168

### え

エリスロポエチン製剤　54
エリスロポエチン反応性　53
遠位尿細管　113
遠位尿細管後半部（LDT2）　32
炎症細胞浸潤　56
塩毒性　113

### か

カウンターカレントメカニズム　36
拡張不全　154
カリウム保持性利尿薬（抗アルドステロン薬）　156
カルシウム拮抗薬　121

カルペリチド　164, 167, 171
肝頸静脈逆流　143
肝硬変　109
間質の線維化　123
冠動脈病変　87

### き

希釈性貧血　52
希釈障害　22
機能ネフロン数の減少　120
急性心筋梗塞　82
急性腎障害（AKI）　64, 79, 102, 123, 127
急性心腎症候群　133
急性心不全　178
急性腎不全（ARF）　79
急性肺水腫　7
近位尿細管　112, 113

### け

血液浄化療法　177
血管拡張薬　7
血行動態的うっ血　140
血清浸透圧　18
限外濾過　179
限外濾過圧　25
限外濾過療法　180

### こ

高圧受容体　68
降圧薬　121
抗アルドステロン薬　143
高カリウム血症　22, 161
交感神経（系）　17, 21, 48, 69, 111
高血圧　119
膠質浸透圧　25
好中球ゼラチナーゼ関連リポカリン　101
高尿酸血症　120

抗利尿ホルモン　58

■さ

サイアザイド系利尿薬　32, 60, 156
再生機構　126
サイトカイン　181
細胞外液量　3
左室拡張終期圧　140
酸化ストレス　56

■し

糸球体血圧　121
糸球体尿細管バランス　24, 26
糸球体毛細血管高血圧　26
糸球体濾過　24
糸球体濾過量(GFR)　13, 43, 58, 72, 105, 111, 118, 142
脂質異常症　120
シスタチンC　102
持続的血液濾過透析(CHDF)　177
収縮不全　153
循環動態　181
上皮性ナトリウムチャンネル　20
静脈うっ血　56
除水　180
腎うっ血　43, 44, 45, 46, 71, 76, 142, 182
腎灌流圧　37
腎機能　76
腎機能予備能　112
神経体液性因子　52, 53, 69
腎血流量　43, 45, 46, 72
腎障害　147
腎静脈うっ血　100
心腎症候群(CRS)　73
心腎貧血症候群　52
心腎連関　8, 140, 147, 156
腎髄質血流　38, 111
腎性貧血　53
心臓手術関連急性腎障害(CSA-AKI)　81

腎組織障害(腎性)　94
腎組織低酸素　54
腎低灌流(腎前性)　68, 94
5/6腎摘モデル　119
腎内血行動態変化　75
腎内再分布　114
腎内自動調節機構　26
心拍出量　141
心不全　109, 147
心不全ガイドライン　148
心不全マーカー　174
心房性ナトリウム利尿ペプチド(ANP)　111, 164
腎保護作用　121

■す

髄質血流　116
推定糸球体濾過量(eGFR)　176

■せ

正常血圧性虚血性腎障害　60, 70, 135
生体インピーダンス法　9
赤血球造血刺激因子(ESA)　54, 90

■そ

造影剤腎症　61
造影剤誘発急性腎障害(CI-AKI)　81
造血抑制作用　53

■た

体液因子　38
体液過剰　181
体液管理　179
体液貯留　4
体外限外濾過法(ECUM)　104, 109, 178
体外循環量　181
代謝性アシドーシス　22
代償機構　126
短期的GFRの低下　121

短時間作用型ループ利尿薬　161
蛋白尿　119

## ち

緻密斑　58
中心静脈圧(CVP)　43, 142
長時間作用型ループ利尿薬　161
張度形成成分　18
長ループネフロン　114
直血管　114

## て

低灌流　40
低酸素　40
低蛋白食　120
低ナトリウム血症　18, 38, 69
鉄補充療法　55
鉄利用障害　55

## と

透析導入　122
透析離脱　130
糖毒性　113
ドパミン　169
ドパミン受容体　169
トランスフェリン飽和度　56
トリアムテレン　33
トルバプタン　106, 136
トロポニンT　89

## な

内頸静脈拍動レベル　143
ナトリウム再吸収　49
ナトリウム利尿ペプチド(系)　50, 100, 166
ナトリウム利尿薬　174
難治性心不全　179

## に

2型心腎症候群　99

尿細管糸球体フィードバック　24, 27
尿浸透圧　176
尿中アルブミン　100
尿中バイオマーカー　94
尿の希釈　19
尿の濃縮　19
尿量　104

## ね

ネシリチド　165, 167
ネフローゼ症候群　109

## の

脳性ナトリウム利尿ペプチド(BNP)　85, 99, 102, 143, 164

## は

肺うっ血　177
肺水腫　182
肺動脈カテーテル　141
バソプレシン　7, 17, 21, 50, 173

## ひ

非ST上昇型心筋梗塞　90
非ステロイド抗炎症薬(NSAIDs)　61
非免疫学的進行機序　119
微量アルブミン尿　101
貧血　120
頻脈　154

## ふ

プロスタグランディン　111
フロセミド　31
フロセミド抵抗性うっ血性心不全　135

## へ

$\beta$遮断薬　152
$\beta_1$受容体　169
ヘンレのループの太い上行脚　19, 37

## ほ

傍髄質ネフロン　114
補助循環　182
ホスホジエステラーゼⅢ阻害薬　172

## ま

慢性炎症　56, 100
慢性腎臓病（CKD）　118, 127, 132, 149, 181
慢性心不全　82, 84

## み

水利尿薬　104, 106, 136
ミネラルコルチコイド受容体　49
ミネラルコルチコイド受容体拮抗薬　146

## め

メンケベルグ型動脈硬化　86

## ゆ

有効循環血漿量　22
輸出細動脈　21, 121
輸入細動脈　121

## ら

ランジオロール　155

## り

利尿薬　84
利尿薬抵抗性　104, 108, 136
臨床的うっ血　140

## る

ループ利尿薬　31, 60, 106, 156, 161

## れ

レスポンダー　173
レニン・アンジオテンシン・アルドステロン系　13, 17, 21, 33, 69, 83, 164
レニン・アンジオテンシン・アルドステロン系阻害薬　146
レニン・アンジオテンシン系　38, 48, 111, 166
レニン・アンジオテンシン系阻害薬　121, 142
レニン分泌　58

## ろ

濾過率　72

検印省略

Management of Heart Failure
心腎連関を深め 体液管理を極める
定価（本体 6,500 円 + 税）

2016年3月1日　第1版　第1刷発行
2019年9月2日　同　　第2刷発行

編集者　猪又　孝元 (いのまた　たかゆき)
発行者　浅井　麻紀
発行所　株式会社 文光堂
　　　〒113-0033　東京都文京区本郷7-2-7
　　　TEL（03）3813-5478（営業）
　　　　（03）3813-5411（編集）

©猪又孝元, 2016　　　　　　印刷・製本：公和図書

ISBN978-4-8306-1962-5　　　　　　Printed in Japan

- 本書の複製権，翻訳権・翻案権，上映権，譲渡権，公衆送信権（送信可能化権を含む），二次的著作物の利用に関する原著作者の権利は，株式会社文光堂が保有します．
- 本書を無断で複製する行為（コピー，スキャン，デジタルデータ化など）は，私的使用のための複製など著作権法上の限られた例外を除き禁じられています．大学，病院，企業などにおいて，業務上使用する目的で上記の行為を行うことは，使用範囲が内部に限られるものであっても私的使用には該当せず，違法です．また私的使用に該当する場合であっても，代行業者等の第三者に依頼して上記の行為を行うことは違法となります．
- JCOPY〈出版者著作権管理機構 委託出版物〉
本書を複製される場合は，そのつど事前に出版者著作権管理機構（電話 03-5244-5088，FAX 03-5244-5089, e-mail：info@jcopy.or.jp）の許諾を得てください．